SHIYONG XINXUEGUAN BING
YIHUAN GOUTONG SHOUCE

实用心血管病
医患沟通手册

朱明军◎主审　　罗明华◎著

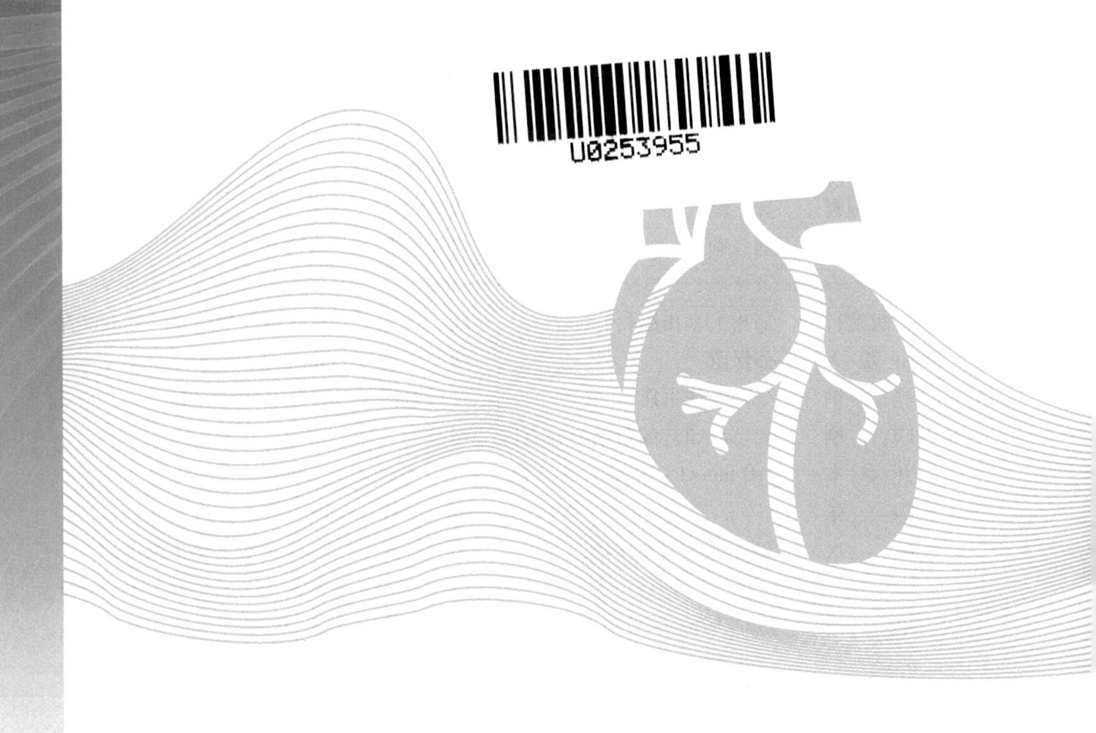

郑州大学出版社

图书在版编目(CIP)数据

实用心血管病医患沟通手册 / 罗明华著 . -- 郑州 : 郑州大学出版社, 2024.6

ISBN 978-7-5773-0291-1

Ⅰ. ①实… Ⅱ. ①罗… Ⅲ. ①心脏血管疾病 - 诊疗 - 手册②医药卫生人员 - 人际关系学 - 手册 Ⅳ. ①R54-62②R192-62

中国国家版本馆 CIP 数据核字(2024)第 075146 号

实用心血管病医患沟通手册

SHIYONG XINXUEGUANBING YIHUAN GOUTONG SHOUCE

策划编辑	薛 晗	封面设计	王 微
责任编辑	薛 晗	版式设计	王 微
责任校对	刘 莉	责任监制	李瑞卿

出版发行	郑州大学出版社	地 址	郑州市大学路 40 号(450052)
出 版 人	孙保营	网 址	http://www.zzup.cn
经 销	全国新华书店	发行电话	0371-66966070
印 刷	廊坊市印艺阁数字科技有限公司		
开 本	710 mm×1 010 mm 1 / 16		
印 张	11	字 数	193 千字
版 次	2024 年 6 月第 1 版	印 次	2024 年 6 月第 1 次印刷

书 号	ISBN 978-7-5773-0291-1	定 价	68.00 元

序

读者朋友们，作为从医多年的心血管病专业医生，我很欣喜我们团队的后起之秀在多年临床摸爬滚打之后，能够把自己的从医心得、沟通经验付诸笔端，分享于青年同道们。这本书虽然不够厚重，但是却凝聚了作者多年的思考、对医学的感悟、对生命的热爱、对患者的包容与理解、对这份职业的珍视；这本书小而精致，包含心血管内科医生从医过程中可能遇到的方方面面，对于年轻医生而言，随手翻阅，便可找到一些解决医患沟通困难局面的方法。

我很愿意推荐本书给同道们，理由如下。

一、经验之谈，诚挚分享

这本书是作者在心血管领域多年临床经验的结晶。每一位医生在从业过程中都会遇到各种各样的挑战和困境，而这本书则为我们临床诊疗过程中的医患沟通提供了一个宝贵的参考，让我们可以从作者的经验中学习，避免走弯路。这种真挚的经验分享，对于那些在医学道路上不断探索的人来说，无疑是无价之宝。

二、实用性强，易于操作

医学是一门实践性很强的科学，理论知识的储备固然重要，但如何将这些知识应用到实际工作中，同样关键。这本书为我们提供了大量的实用建议和技巧，无论是与患者的沟通技巧，还是各种心血管病的认识及处理策略，都是作者在实际工作中的经验总结，具有很强的实用性。对于临床一线医生来说，这无疑是一本能够直接指导我们工作的实用手册。

三、人文关怀，医者仁心

医学不仅仅是技术和知识的积累，更重要的是对人的关怀和理解。这本书中，作者不仅分享了他在医学技术上的经验和见解，更重要的是，他通过自己的实际经历，向我们展示了如何与患者建立信任、如何进行深入的沟通、如何从医者的角度去理解和关爱每一个患者。这种人文关怀的精神，是我们每一个医者都应该学习和珍视的。

四、填补空缺，完善体系

目前心血管专业医患沟通方面的书籍很少，而这本书的出版，无疑填补了这一空缺。它不仅仅为我们提供了实用的沟通技巧和方法。更重要的是，它帮助我们建立了一个相对完整的心血管专业疾病的沟通体系，让我们在面对患者时能够更加自信、从容。

在这个纷繁复杂的医疗环境中，我们需要更多的温暖和关爱。这本书，正是这样一份温暖的礼物，让我们认识到医者的责任和担当，让我们找回对医学的热爱和对患者的关怀。对于本书的出版，我深感欣慰和骄傲。我坚信，作者的经验和见解将对广大年轻医生产生良好的影响，为构建更和谐的医患关系、提升医疗服务水平贡献正能量。

是为荐，相信您能从中汲取到宝贵的经验和启示。

2024 年 1 月

前 言

西晋哲学家杨泉在《物理论》中表达:“夫医者,非仁爱之士不可托也。”这彰显了医者仁心的重要性。当我作为一名住院医师,首次踏入那充满未知与挑战的病房时,我深刻理解到了这份责任与期望。每一次与患者交流,我都如履薄冰,生怕自己的言辞会给患者带来不良反应,或是无法理解患者的真实需求。幸运的是,我身处一个卓越的团队中,身边有众多经验丰富、富有智慧的老师们。跟随他们的脚步,我不仅学会了如何诊治患者,更重要的是,我学会了如何与患者建立起真挚的信任,学会了如何进行良好而深入的沟通。在这个过程中,我帮助了许多患者走过了他们人生中艰难的时刻,自己也积累了宝贵的经验。

医学大师希波克拉底说过:“医生有三件法宝,语言、药物和手术刀。”其中,语言沟通与治疗的重要性可见一斑。一直以来,我心中怀有一个信念,那就是把自己作为心血管医生成长过程中的关于医患沟通的点点滴滴汇集成册。倘若,这本小册子能够帮助那些刚刚踏入这个领域的年轻医生,让他们的从医之路更顺畅,医患沟通更加得心应手,医患和谐更进一步增强,则是我之荣幸。经过5年的沉淀和酝酿,我参考了医学、心理学专著,以及医患沟通等相关内容的书籍与文章,很荣幸地向读者呈现这本手册。在我看来,这不仅仅是一本手册,还是医生与患者及其家属之间心灵沟通的桥梁,更是我对和谐医患关系、对心血管病治疗领域一份深深的热爱与期望。

本书力求通过简洁的语言传递心血管专业知识和医患沟通的内容;同时也注重将理论与实际相结合,通过实例来帮助读者理解和应用。这本书还融入了我个人的思考和见解。无论是“医者应具备的基本素质”,还是“患者的心理特征”,从“医患双方的权利与义务”到“沟通的内容及功能”,我都尽可能做到深入浅出。我期望读者能够通过这些文字,深切感受到医生对患者深沉的关爱与责任,以及患者在疾病面前的无助与恐惧。

在心血管病的诊疗过程中，每一个细节都可能关乎生死。因此，我特别针对“不同心脏病患者的沟通”进行了深入的探讨。无论是冠心病、心肌梗死还是心力衰竭，我都希望能够通过本书，为医者提供实用的沟通技巧和方法，帮助患者更好地理解和配合治疗。

同时，我也深知每一位患者都是独特的个体，每一位家属都有其特殊的担忧和期望。因此，我特别针对“不同类别患者和不同性格特征及心理状态患者的沟通”提供了具体的沟通策略和方法。我希望这些建议能为同道们在面对困难时，送去一份真挚的关爱与支持，让患者和家属能够在与疾病的斗争中感受到医者的力量和温度。

此外，针对目前我国胸痛中心建设在急性胸痛救治方面所做出的巨大成就，以及胸痛中心建设过程中关键时间节点的要求，为了传播“时间就是心肌，时间就是生命”的理念，本书也与时俱进融进了“胸痛中心医患沟通”的内容。希望通过本书能够引起广大医者对胸痛中心建设的关注和重视，从而为急性胸痛患者提供更加及时、有效的救治。

在创作本书的过程中，我得到了无数同行、朋友和亲人的鼓励与支持。他们的声音和建议为我提供了宝贵的启示。我衷心希望，这本手册能触动读者的心弦，引发更广泛的人群对医患沟通这一议题的关注与思索。尽管我深知自己的笔触仍然稚嫩，思维难免局限，但我坚信，这本手册所传递的理念和方法能为构建更和谐的医患关系、提升医疗服务水平贡献一份力量。

最后，我想向每一位翻阅此书的读者表示感谢，是您的支持和信赖让我有勇气继续前行。我希望这本手册能够成为我们共同追求和谐医患关系、提升医疗质量的得力助手。

著者

2024 年 1 月

内容提要

《实用心血管病医患沟通手册》是一本为心血管科医生量身打造的实用沟通工具，旨在帮助医生掌握医患沟通的核心技巧和方法。本书深入剖析了医患沟通的重要性，包括内容、功能及技能要求，同时针对各类心血管病患者为医生提供了具体的沟通策略和建议。书中还根据不同患者的背景和性格特点，为医生提供了个性化的沟通方案，特别强调了胸痛中心的医患沟通在急性心血管病救治中的关键作用。另外，还从医患纠纷预防的角度，谈了心血管科高风险医患沟通。第十三章为实际沟通案例分析，可供参考。本书内容丰富，注重实用，适用于心血管科医生、医学生及相关从业人员，可帮助其提升医患沟通技巧，构建和谐医患关系，提高医疗服务水平。

目 录

第一章 医生应具备的基本素养与沟通能力

每种职业都有其特定的规范与要求,这正是每个从业人员必须具备的职业素养。医生这一职业相对于其他行业来说具有更多的特殊性,因此也有更特殊的职业要求。这些基本素养除了涵盖系统的医学专业知识,还包括人文素养和基本的人格特征。宋代范仲淹有言"不为良相,便为良医",从中我们可以理解到,医生同样应该有"良相"般的素质和要求,两者之间的共通之处在于,一个是治国之道,一个是治病之方,两者都要有济世救民的情怀与担当,都需要高尚的品质与专业素养。

在我国的历史长河中,众多的行医准则强调了医德的重要性。医德,被视为医学实践的核心,在传统的医德观念中,患者的生命健康被置于至高无上的地位,医者应以患者为重,以人为本。宋代林逋在《省心录·论医》中提出的"医乃仁术,仁善立业"观念,更是深深地烙印在每一位医者的心中。因此,医生这个职业要求的不仅仅是专业的医学知识,更是仁慈、博爱、诚信等品质。医者要尊重生命,关爱患者,守护患者的秘密,这是他们的职业使命,也是他们的道德责任。这些素养和要求,形成了医生这一职业的独特魅力和崇高精神。

笔者认为,一个好的医生应该具备善良、同情心、爱心和责任心。吴阶平院士曾经说过:作为一名医生,不但要一切为患者,还应为一切患者,为患者的一切。一个好医生首先应该是一个好人,没有医德就谈不上责任心和同情心。除此之外,一个优秀的医生还有一个非常重要的素质——沟通能力。

纽约国际医学教育专门委员会于 2002 年初推出的《全球医学教育最低基本要求》呈现了一个核心理念:医学教育应回归人性化、人本化、人文化的本源。医学教育的内涵应囊括伦理学、哲学、美学、法学,以及心理学的元素，以塑造全面而关怀的医者。《全球医学教育最低基本要求》明确指出，敬业精神和伦理行为是医疗实践的基石。在这里，敬业精神并不仅仅局限于医学知识和技能，更包含了对一套共同价值的坚定承诺、自觉维护和强化，以及承担起维护这些价值的责任。对于一名医科毕业生来说，必须达到以下几点要求：①认识医学职业的基本要素，包括这一职业的基本道德规范、伦理原则和法律责任；②正确的职业价值包括追求卓越、利他主义、责任感、同情心、移情、负责、诚实、正直和严谨的科学态度；③懂得每一名医生都必须促进、保护和强化上述医学职业的各个基本要素，从而能保证患者、专业和全社会的利益；④认识到良好的医疗实践取决于在尊重患者的福利、文化多样性、信仰和自主权的前提下医生、患者和患者家庭之间的相互理解和关系；⑤用合乎情理的说理，以及决策等方法解决伦理、法律和职业方面的问题的能力，包括经济遏制、卫生保健的商业化和科学进步等原因引发的各种冲突；⑥自我调整的能力，认识到不断进行自我完善的重要性和个人的知识和能力的局限性，包括个人医学知识的不足等；⑦尊重同事和其他卫生专业人员，并具有和他们建立积极的合作关系的能力；⑧认识到提供临终关怀，包括缓解症状的道德责任；⑨认识有关患者文件、知识产权的权益、保密和剽窃的伦理和医学问题；⑩能计划自己的时间和活动，面对事物的不确定性，有适应各种变化的能力；⑪认识对每个患者的医疗保健所负有的个人责任。

医学关注生命、健康、疾病与死亡等重大议题；心灵、思想和人性等层面的问题虽然超出了医学知识的范畴，却常常成为医生们必须面对的挑战。因此，医生不仅需要精通医学技术，更需要学习并培养人文精神。通过人文精神的涵养，医生可以更好地理解和关怀患者，提供更加全面和人性化的医疗服务，进而真正体现出医学的本质——关爱生命，维护健康。

这本手册深入浅出地阐述了沟通在医疗过程中的重要性，强调了沟通能力对于建立互信医患关系的不可或缺性。事实上，良好的医患沟通不仅在治疗中具有前提性意义，更蕴含着丰富的人文内涵。它体现了医务人员内心深处对法律、法规的尊重，对人性、仁爱、悲悯的深刻理解，以及对生命、灵魂、死亡等哲学命题的感悟。在现今社会进步、法制观念日益增强的背景下，医生更应在法律框架内充分尊重患者的各项权益。医生需要具备将艰涩难懂的医学知识转化为患者易于理解的语言的能力，以确保患者及其家属能全面、准确地了解病情、疾病的严重程度及未来发展趋势。这样的沟通不仅能促进患者及其家属积极配合治疗，也有助于减少误解，进而构建和谐的医患关系。

中国医师协会会长殷大奎曾指出："要建立和谐的医患关系，医师不仅需要精通医疗技术，还需掌握沟通技巧。一个优秀的医师应具备人文学、社会学、法学、心理学等多方面的知识。"这无疑对医生提出了更高的要求，但也只有这样，我们才能真正实现以患者为中心的医疗理念，让医学不仅是一门技术，更是一门富含人文关怀的艺术。

我国人文医学专家黎毅敏曾明确指出："九成以上的医患纠纷起源于医患间的不当沟通。"这样的观点可能令人惊讶，但不容置疑的是，临床诊疗的过程本质上就是医患关系建立与医护合作的过程，而这一过程离不开频繁且有效的沟通。缺乏有效沟通、沟通不顺畅或者理解出现偏差，都可能导致患者感到困惑、误解，甚至产生愤怒情绪，同时也使医务人员的工作难度增加。有研究报告显示："患者和公众对医生最不满意的地方，往往在于他们的沟通能力欠佳，而非专业技能的缺失。"这足以说明，医生的沟通能力与他们的专业技能同样重要，甚至更为患者和公众所重视。

国外医学专家也一致强调了医患沟通在医学中的核心地位。加拿大医生威廉·奥斯勒爵士的名言"医生最重要的工具不是手术刀，而是他们的语言"深入人心，他精准地指出医生的话语对患者具有重大的影响。有效的沟通使得医生能够深入了解患者的症状，从而做出准确的诊断，并将治疗方案清晰明了地解释给患者。管理学家彼得·德鲁克也曾说："医患之间最重要的关系是信任，而信任建立在沟通的基础上。"这一观点直接揭示了医患信任的重要性，以及有效沟通在建立这一信任过程中的关键作用。当医患之间建立起坚实的信任，患者更有可能配合医生的治疗建议，进而提升治疗效果。医学教授琳达·布坎南更是直言不讳地表示："良好的医患沟通是医疗实践的核心。"这一观点强有力地表达了医患沟通在医疗实践中的不可或缺的地位。无论是诊断的初步阶段，还是治疗的进行过程，乃至患者的康复阶段，都离不开医生与患者之间的有效沟通。这些观点都无比鲜明地强调了医患沟通在医疗过程中的重要性，它们共同提醒着我们，作为医者，精湛的医术固然重要，但同样不能忽视的是与患者之间有效、人性化的沟通。

沟通在医疗过程中的重要性不言而喻。医生必须让患者充分了解自己的想法、对疾病的看法、对治疗措施的意见，以及治疗方法的意义。同时，医生也需要深入了解患者的想法和感受。只有这样,医患之间才能建立起真正的信任,共同努力,构建和谐的医患关系,从而实现最佳的治疗效果。因此,沟通能力成为一名医生所应具备的基本素质,这也是本手册所要深入探讨的主要内容。

第二章 患者的角色认同及心理改变

第一节 患者角色介绍与认同过程

一、患者角色介绍

患者角色是社会角色的一种独特类型，与父母、子女、教师、医生等角色一样，它也具有特定的心理和行为模式。同时，患者角色还承载着特殊的社会期待。在社会互动中，患者被期望展现出与角色相应的行为和心态，以符合社会对患者的角色期待。在日常诊疗活动中，临床医生必须充分理解患者与正常人不同的心理特征。医务人员有必要深入了解患者角色的特点、患者角色的转换过程、患者角色转换过程中的困难、正常人生病后的心理变化，以及患者的外部需求等相关知识。只有这样，医务人员才能根据患者的个性特点和心理状态采取适当的沟通方式，建立和巩固医患关系，顺利完成诊疗过程。

关于患者角色，美国社会学家帕森兹总结了患者角色的 4 个核心要素。第一要素是免除社会角色的责任。当患者进入患者角色时，他们可以免除在日常生活中所扮演的社会角色的责任。免除程度取决于疾病的性质和严重程度。第二要素是有接受协助的义务。患者仅凭意愿无法恢复健康，需要周围人的协助才能实现康复。第三要素是负有恢复健康的责任。疾病是某些需求未得到满足的状态，可能导致患者不适甚至死亡。因此，患者需要积极渴望生存，对未来抱有希望，并承担放弃依赖角色、独立处理日常生活问题等责任。第四要素是负有寻求医疗协助的责任。这些要素对于医务人员了解患者角色和有效与患者沟通、促进医患关系的和谐发展至关重要。

患者角色的转换与其患病前的社会角色有密切的关系。患病前的社会角色与患者角色的特性越接近则越容易适应。例如，那些习惯被动、愿意接受他人帮助、容易信任他人的人，可能更容易进入患者角色。这是因为这些特质与患者角色的要求相吻合，使得他们在面临健康挑战时，能够更顺畅地完成角色的转换。反之，如果患者患病前的社会角色与患者角色特性差异较大，那么他们在角色的转换过程中可能会遇到更多的困难。例如，那些在日常生活中承担照顾者角色或者习惯独立解决问题的人，可能会在面对成为患者的角色时感到困扰或者不适应。

因此，医务人员在了解患者的社会角色特性的基础上，还需要关注他们在角色转换过程中的适应情况，提供必要的支持和帮助。这样的个性化医疗关怀，可以帮助患者更好地适应患者角色，进而更好地配合诊疗过程，改善就医体验与提升治疗效果。

二、患者角色认同过程

一个人从健康状态转变为患病状态后，其心理会经历一个认同的过程。这个过程在不同的人格特征和疾病类型的患者中会有不同的表现，并且时间的长短也不相同。这一点在临床工作中得到了明确的验证。有些患者一旦入院，便迅速认同自己的患者角色，并愿意在医生的指导下积极进行治疗。然而，也有一些患者会否认自己已经患病，拒绝接受患者角色，从而使得临床治疗工作面临困难。这些都与患病过程中的心理变化与角色认同过程有关。

莱得勒认为生病过程是一个复杂的心理形成过程，并提出了3个独立但又相互重叠的阶段，分别是如下内容。

1. 疾病认知阶段　这个阶段涉及患者初次认识到自己生病的事实。这可能会引发一系列的情绪反应，包括恐惧、不安、困惑等。在这个阶段，患者开始尝试理解自己的疾病，以及疾病对自己的生活和角色的影响。

2. 疾病接受阶段　在疾病认知之后，患者会进入疾病接受阶段。这个阶段中，患者开始接受自己生病的事实，并试图调整自己的心态和行为来适应这一变化。这可能包括接受治疗、改变生活方式、寻求社会支持等。

3. 疾病康复阶段　这个阶段始于患者接受治疗并走向康复。在这个阶段，患者需要对自己的疾病和治疗有更深入的理解，同时也需要发展出更积极的应对策略和心态。这个阶段也涉及对患者角色的重新定位，以及对未来生活的重新规划。

这3个阶段并不是线性的，而是相互重叠、相互影响的。同时，每个患者在这3个阶段中的经历和反应方式也可能会有所不同。医务人员在帮助患者应对疾病时，需要充分考虑到这些阶段性特征，以及患者的个性化需求。

第二节 患者常见心理状态

如前文所述，当患者从社会人的角色转变为患者角色时，他们会经历一系列的心理和行为变化。对于医务工作者来说，深入了解这些变化是至关重要的。了解了患者的这些心理变化，就能够更好地理解患者的语言和行为，并洞悉患者的心理预期。这将有助于医务工作者更快地建立更好的医患关系，从而确保患者的诊治和康复过程能够顺利进行。此外，通过了解患者的心理行为变化，医务工作者还可以避免或减少因误解而引发的医患矛盾。下面将详细阐述患者常见的心理行为改变，以便医务工作者能够更好地应对患者的需求。

1. 行为退化　患者在生病过程中可能会出现与年龄、社会角色不相称的行为表现，这种现象被称为行为退化。例如，患者可能会在面对躯体不适时发出呻吟、哭泣甚至喊叫以吸引他人的关注，并期望得到周围人的同情和关心。此外，患者可能会变得依赖他人，即使是自己能够料理的日常生活也需要他人的帮助。他们希望得到家人、朋友和医务人员无微不至的照顾和关怀。这种退化行为在正常人看来可能显得幼稚，但对于患者来说，这是一种自然的心理反应。因此，医务人员需要理解患者的这种心理变化，并与其家属进行细致的沟通，解释这种行为的原因，以取得家属对患者的理解和支持。通过这样的沟通，家属可以更好地配合诊治工作，帮助患者度过生病期间的困难时刻。

2. 情感脆弱、易怒和激动　患者在生病期间常常感到心烦意乱，容易为一些小事发火，情绪波动大，容易哭泣，并且可能经常感到莫名的愤怒，怨恨命运，自责甚至自我贬低。这些心理特征使得患者容易因为一些诱因就爆发情绪。例如，一些患者，特别是门诊患者，可能会因为等待时间过长、诊疗程序繁杂或者其他一些不满而大发雷霆。在这种情况下，我们需要保持耐心，向患者解释情况，让他们的情绪得以释放。切记不要与患者针锋相对地争辩，否则可能会进一步激化矛盾，甚至导致一些患者采取极端方式来处理问题。医务人员在与患者沟通时，要充分体谅患者的情绪状态，以平和、理解的态度面对患者的情绪爆发，并通过耐心解释和疏导，帮助患者平复情绪。

3. 敏感性提高与主观异常感觉增强　在生病过程中，患者常常对自然环境的变化表现出极高的敏感性。他们对声音、光线、温度等细微变化都格外敏感，稍有声响就可能引发紧张不安的情绪。此外，患者对躯体不适的耐受力降低，主观体验增强。他们容易将注意力集中在自己的身体上，并对轻微的不适感过度解读。严重者可能出现多种主观异常感觉，如感觉到动脉的跳动、肌肉颤抖等。这些患者常常伴随着胸闷、乏力、心悸、头晕、头痛等非特异性症状，检查结果往往显示各个系统正常。这些心理变化不仅加重了患者的躯体病情，还可能导致其对治疗效果的不满。因此，医务人员需要以耐心和严谨的态度面对这些患者，应详细解释检查及检验结果，避免引起不必要的猜疑。还可以建议患者转移注意力，不要过度关注自己的疾病，以此来降低对疾病症状的敏感性，减轻疾病带来的痛苦。此外，还可以采用暗示疗法，并告知患者成功治疗同类疾病的案例，以增强他们战胜疾病的信心。

4. 猜疑心理　久病不愈的患者常常容易出现盲目猜疑的情况，对于他人的表情、神态、行为等都会异常敏感和多疑。他们甚至会对诊断、治疗、护理等方面产生怀疑和不信任，对于检查和治疗都会追根寻底，详细问询。如果亲人探视不及时或次数减少，他们也会怀疑亲人对自己冷淡。针对这种猜疑心理，医务人员需要与患者多沟通，详细耐心地讲解患者的疾病情况、症状的原因、疾病发生机制、治疗策略等方面的知识。同时，也需要告知患者诊疗措施可能存在的缺点、治疗方法的局限性，以及疾病对治疗的反应性等，让患者在进行治疗和检查前能够充分了解情况并获得知情同意。通过这样的沟通，医务人员可以减少患者的猜疑心理，减少医患之间的冲突，从而更好地开展治疗工作。

5. 自尊心增强　在疾病的影响下，患者的自尊心往往会明显增强。他们渴望得到他人，尤其是医务人员的尊重和关心，希望他们的病情能得到足够的重视。他们期待听到安慰和疏导的话语，并认为应该受到特殊的照顾和尊重。因此，医务人员的一言一行都显得格外重要。一旦他们感到受到稍微的怠慢或不尊重，就可能变得气恼，甚至拒绝检查和治疗。

6. 焦虑与恐惧　患者常常对自身健康状况或客观事物做出过于严重的

估计，尤其是在病情好转缓慢或康复延迟时，他们会经历一种复杂的情绪反应，主要表现为恐惧和担心。这种情绪在病情恶化后更明显。患者担忧自己的疾病预后。同时，因为生病住院导致家庭、工作、经济、学习、婚姻等社会活动的停顿、隔绝、疏离等问题，患者会感到焦虑、烦恼、坐立不安。这种焦虑和恐惧情绪会导致患者身体出现一系列反应，如肌肉紧张、出汗、搓手顿足、紧握拳头、面色苍白、脉搏加快、血压上升等。严重时，患者可能出现失眠、头痛、通气过度、惊恐发作，甚至晕厥等。

7. 孤独感　身处医院陌生的环境，面对每日重复的住院生活，以及与周围陌生人的相处，患者常常会感到孤独。尤其是当家属无法时刻陪伴在身边时，这种孤独感会更明显。从早到晚，患者在医院里进餐、查房、服药、治疗、睡眠，缺乏娱乐和亲友的相聚，这样的日子让他们感到孤独和无助。特别是长期住院的患者，这种感觉更明显。孤独感会带来烦恼、焦虑、恐慌，使人感到凄凉和被遗弃，进而陷入消极悲观的情绪。有些患者甚至可能采取极端的行为，包括结束自己的生命。医务人员有责任及时识别和发现孤独的患者，并给予他们适当的关注和关爱。

8. 悲观与抑郁　由于疾病导致劳动能力的丧失或形象变化，患者可能会陷入悲观和抑郁的情绪。他们认为自己成为家人和社会的负担，因为生病而感到沮丧不已。这种情绪使得患者变得异常悲观，少言寡语，对外界事物失去兴趣。他们可能哭泣不语，或者不断抱怨自己的苦难。有的患者甚至自暴自弃，放弃治疗，并产生轻生的念头。产生抑郁的原因很多，包括患危重病或有严重躯体功能丧失（如器官摘除、截肢或预后不良）。病理生理因素等也可以使患者抑郁，如分娩或绝经期的激素变化，某些疾病后感受性的增强（如流行性感冒、慢性疼痛等）。这种情绪状态需要医务人员的高度关注，通过给予心理咨询和支持，帮助患者重拾对生活的信心。

9. 无助感　无助感是一种情绪反应，它产生于个人认为自己无法掌控所处环境并无力改变之时。这种情绪使人感到无能为力、无所适从。当无助感泛化时，还可能导致失望和抑郁等临床表现。在面对疾病时，患者可能会表现出淡漠、缄默不语的态度，自卑自怜，怨恨自己的命运，或者陷入对过去的留恋和回忆中。

10. 期待　期待是患者对未来美好生活的向往和追求。当一个人生病后，不仅身体发生变化，心理也会经历很大的折磨。因此，无论是急性还是慢性患者，都希望能够得到他人的同情和支持，得到认真细致的诊治和护理，盼望能够早日康复。那些期望值较高的患者，常常会把家属的安慰和医务人员的鼓励视为病情好转的迹象，甚至即将痊愈的预兆。期待心理是患者渴望生存的精神支柱，是一种积极的心理状态，对治疗是有益的。然而，我们也要注意到，一旦患者的期待目标落空，他们可能会陷入迷惘、情绪消沉，甚至精神崩溃。因此，作为医务人员，我们要给患者合理的期待，让他们保持积极的心态，同时避免引发患者不合理的期待，以免给患者带来不必要的痛苦和失望。

11. 习惯性　习惯性是一种心理定式，它在患者面对疾病时产生着重要的影响。在患病之初，有些患者拒绝承认自己患有疾病，未能顺利完成从健康人到患者的角色转换，这往往是习惯性心理造成的。而当疾病逐渐好转后，这些患者又常常认为自己没有完全恢复，要求继续住院观察和治疗，不愿出院，这实际上是习惯了患者身份后的惰性表现。医务人员需要帮助患者正确认识和接受自己的疾病，完成角色的转换，同时也要鼓励他们逐渐摆脱患者身份的惰性，积极康复并重返健康生活。

以上所述仅是对一般患者可能出现的心理问题的概括。然而，每位患者的心理状态受其性别、年龄、病种、文化背景和社会阅历等多种因素的影响，因此在不同的疾病和病程中，患者的心理表现可能存在差异。医务人员需要对每一位患者进行具体的分析和对待。

第三节　患者一般心理需求

1. 支持接纳　患者入院后，常常面临着一个陌生的环境，这会导致他们产生不安和焦虑的情绪。疾病对患者来说是一次人生轨迹的破裂，它不仅影响患者的生理健康，还会对他们的心理健康造成严重影响。因此，医务人员应该尽快帮助患者适应医院环境，认识周围的病友和医务人员；医务人员还应该积极关注患者的心理状态，给予他们关爱和支持，使其感受到来自医务人员的关心和社会的温暖，以缓解他们的陌生感和孤独感。这种情感上的支持和关爱可以成为患者康复过程中的重要动力。

2. 尊重与温和的对待　通常来说，患者在医患关系中心理常常处于弱势地位，他们可能会担心自己的社会地位和尊严受到损害。医务人员应该以平等和尊重的态度对待每一位患者，尊重患者的人格尊严和隐私权，尽可能满足患者的合理需求，给予患者应有的基本尊重和平等对待，从而建立起良好的医患关系，提高患者的治疗效果和满意度。

3. 患者角色转换过程需要辅助　从健康人的社会角色转变为患者角色，患者可能面临巨大的心理和生活压力。医务人员要理解这种转变对患者来说是一个逐步认同的过程。有些患者可能由于疾病的打击过大，那些预期生存质量差或者寿命受明显影响的疾病，如恶性肿瘤、严重心脑血管疾病等，患者往往会抵触或否认自己的患者角色，这需要一个渐进的过程才能慢慢完成角色的认同。在这个过程中，医务人员起着重要的辅助作用，他们需要帮助患者更加顺利地完成角色的转换和认同。此外，患者从自己熟悉的工作生活环境突然进入医疗机构，非常需要了解医院的各项规章制度，熟悉医院的饮食起居规律，了解查房、处置、治疗的时间安排等。通过这样的了解，患者可以更好地适应医院的生活和环境，对自身疾病的治疗原则及预后也会有更深入的了解。

4. 安全感　安全感作为生物体生存的基础，是每个人不可或缺的需要。然而，由于躯体的疾病，患者的安全感常常受到破坏，因此更需要我们着力重建。这种安全感体现在安全的身体状况及安全的医疗环境两个方面。患者渴望在医疗机构内得到治疗，并迅速恢复健康，以重返正常生活。为此，不少患者在住院后会反复询问、过分担心自己的病情等，这些都是患者安全感受损的表现。因此，医务人员在日常诊疗活动中需多做安抚与解释工作，通过沟通与关怀，增加患者的安全感，并增强他们战胜疾病的信心。

5. 消遣和乐趣　患者所处的病房是个狭小的天地，是个半封闭的特殊社会。日复一日的检查、服药治疗等固定流程，容易引发患者的厌烦情绪，进而感到时间漫长无比。为了改善患者的情绪状态并促进其康复，我们需要根据患者的具体病情和医院的管理规定，为患者提供一些消遣和娱乐活动。比如看电视、读报纸等室内娱乐活动，也可以在病区内进行散步、打太极拳或做五禽戏等轻度体力活动，还可以在医院院区内组织一些社交活动，让患者与家人共同参与，加强亲情互动。多样化的活动，可以帮助患者转移注意力，缓解厌烦情绪，增加生活趣味，以改善心理状态并促进其早日康复。

6. 维持一定的社会角色　在生病前，每位患者都扮演着特定的社会角色和家庭角色，并承担着相应的责任。即使在住院期间，大多数患者也无法完全摆脱其所承担的社会责任。医疗机构需要充分考虑患者的这一需求，根据患者的病情，允许他们适当承担社会责任，维持与社会的联系和交往。

希波克拉底曾经深刻地指出："了解什么样的人得了病比了解一个人得了什么病更为重要。"这句话在当今医学领域中依然具有深远的指导意义。对于医务人员而言，单纯了解患者的疾病是不够的，更需要深入了解患者的心理变化和心理需求，进行针对性的心理疏导，建立起相互信任的医患关系。

第四节 患者对医生的期待

一位患者曾经这样写道：我希望遇到一个能够真正关心我，愿意真正了解我的医生；我希望遇到一个不会在乎我是谁，不管我有没有钱的医生；我希望遇到一个知道如何才是真正的沟通，不会连看都不看我一下的医生；我希望遇到一个真正懂得爱，能从我微小的一举一动中洞察我的心的医生。从中可以看出，患者渴望理解、渴望关怀。

许多患者患病后往往会出现拒绝就医的情况，这其中有着很深刻的社会背景，以及复杂的心理反应。这包括了害怕社会角色的丢失，比如害怕自己一旦住院，职位被他人代替；还有的患者担心经济的支出，这需要加强医疗保险及社会救助系统来解决。笔者以为，有不少患者害怕碰到不友好的医生，他们害怕把自己的身体交给自己不信任的医生来管理。那么，患者对医务人员，乃至医疗机构有什么样的期待呢？

患者对医生的期待是多维度且复杂的，以下简要列出相关内容。

1. 专业技能和知识　患者首先期待的是医生具备高超的医学技能和专业知识。他们希望医生能准确诊断疾病，提供有效的治疗方案，并熟练掌握各种医疗技术。

2. 详尽的解释和沟通　患者希望医生能够用易于理解的语言解释疾病的性质、治疗方案、预期结果等。他们期待医生能够耐心回答各种问题，确保他们对病情有充分的了解。

3. 关心和同理心　患者期待医生能够关心他们的感受，理解他们的痛苦和担忧。他们希望医生表现出同理心，不仅仅是一个冷漠的技术专家。

4. 尊重和平等对待　患者希望医生尊重他们的个人权利、信仰和文化背景，并平等对待每一个患者。他们期待在医疗过程中得到公正和平等的对待。

5. 清晰的指示和指导　患者期待医生为他们提供明确的指示和指导，包括服药、康复训练、复诊等。

6. 可用性和及时回应　患者期待医生能够及时回应他们的需求和问题，无论是在诊所、医院还是通过电话、电子邮件等方式。他们希望在需要时医生能够为他们提供帮助和支持。

7. 保密和隐私保护　患者期待医生严格保护他们的个人隐私和医疗记录，确保这些信息不会被泄露给未经授权的人。

总之，患者对医生的期待涵盖了专业技能、沟通、人文关怀、尊重、平等、清晰指导，以及保密性等多个方面。为了满足这些期待，医生不仅要具备专业的医学知识，还要具有爱心、恻隐之心，能够同情患者，适时地安慰、鼓励患者，有良好的沟通技巧和人文关怀能力。

第三章　医生和患者的权利与义务

第一节　医生的权利与义务

医疗行业是一个承载着无数信任与期待的特殊职业类别。医务人员每天与病痛交战，与生死对话，他们所肩负的责任无比重大，容不得半点疏忽。在这个行业中，爱心和同情心无疑是医生最基本的素质，犹如第一章中所阐述。然而，仅仅有爱心并不足够。鉴于医疗行业的特殊性和医疗行为本身的性质，行业的规范极其严格。医生必须在这些规范之内，依法执业，谨慎行事。医疗行为的合法性是医生首要考虑的问题，它涉及医生是否有权对某一特定的患者实施某一特定的医疗行为。为了实现更有效的医患沟通，顺利完成诊疗过程，需要对医务人员的权利和义务有全面的了解。

一、医生的权利

2022 年 3 月 1 日实施的《中华人民共和国医师法》第二十二条规定医师在执业活动中享有下列权利。

(1)在注册的执业范围内，按照有关规范进行医学诊查、疾病调查、医学处置、出具相应的医学证明文件，选择合理的医疗、预防、保健方案。

(2)获取劳动报酬，享受国家规定的福利待遇，按照规定参加社会保险并享受相应待遇。

(3)获得符合国家规定标准的执业基本条件和职业防护装备。

(4)从事医学教育、研究、学术交流。

(5)参加专业培训，接受继续医学教育。

(6)对所在医疗卫生机构和卫生健康主管部门的工作提出意见和建议，依法参与所在机构的民主管理。

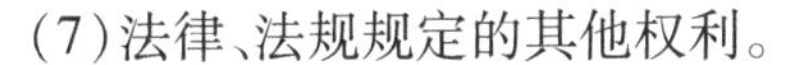

(7)法律、法规规定的其他权利。

在传统医学和医患关系中，医生的这些权利赋予医生独立自主的决策能力，这在很大程度上是由医生职业的严肃性和医术的科学性所决定的。在诊治过程中，医生有权决定采用何种治疗方法、使用哪种药物、需要进行哪些检查，以及是否需要手术等。这些决策都属于医生的权利范围，只能由医生根据患者的具体情况来自主决定。重要的是，医生的这种权利不受任何外界干扰，无论是社会因素还是政治因素，都不应干涉医生的诊疗决策。医生有权根据患者的疾病情况做出医学判断，不受非医学因素的左右。这种自主性和独立性确保了医生能够专注于患者的健康和疾病治疗，而不受外界压力影响。

在特定情境下，医生被赋予特殊干涉的权利。然而，这种权利并非可以任意行使的。只有当患者的自主原则与生命价值原则、有利原则、无伤原则，以及社会公益原则发生冲突时，医生才能审慎地运用这一权利。这种特殊干涉权利的使用，必须是在维护患者最大利益和确保医疗行为符合伦理原则的前提下进行的。因此，医生在行使这一权利时，必须充分评估各种原则之间的冲突，并确保决策是基于患者的最佳利益和医学伦理的考量。

二、医生的义务

《中华人民共和国医师法》第二十三条规定医师在执业活动中履行下列义务。

(1)树立敬业精神，恪守职业道德，履行医师职责，尽职尽责救治患者，执行疫情防控等公共卫生措施。

(2)遵循临床诊疗指南，遵守临床技术操作规范和医学伦理规范等。

(3)尊重、关心、爱护患者，依法保护患者隐私和个人信息。

(4)努力钻研业务，更新知识，提高医学专业技术能力和水平，提升医疗卫生服务质量。

(5)宣传推广与岗位相适应的健康科普知识，对患者及公众进行健康教育和健康指导。

(6)法律、法规规定的其他义务。

三、医生的职责

1. 积极为患者治疗　医生应充分运用其所掌握的医学知识和治疗手段，尽最大努力为患者提供服务。这是医疗职业的固有特点所决定的。选择医疗这一职业，即意味着医生承担了任何情况下都不可推托的为患者治疗的责任，政治、社会等非医疗因素，都不应成为限制或中断医生治疗患者的理由。

2. 解除患者痛苦　患者的痛苦可以分为躯体痛苦和精神痛苦两种。躯体痛苦通常可以通过药物等医疗手段加以缓解，而精神痛苦则需要医生以同情心理解患者，并进行有效的心理疏导。对于某些严重的心理疾病和精神问题，需要相关专业的医生进行深入的诊治。

3. 向患者及家属解释说明病情　医生有责任向患者及其家属详细解释病情、诊断、治疗、预后等与疾病诊治相关的情况。这不仅是为了获得患者的合作，更重要的是尊重患者的自主权和知情权，是践行患者知情同意权的重要环节。

4. 为患者隐私保密　保密是医务人员的一种传统美德，也是医疗伦理的重要组成部分。《国际医学伦理准则》明确规定，医生必须绝对保守患者的隐私，这是基于患者对医生的深厚信任。在诊疗过程中，医生应严格遵守这一原则，确保患者的合法权益得到维护。

总之，医务人员深刻理解和熟知上述权利与职责是至关重要的。只有这样，他们才能更好地行使自己的权利，充分履行相应的医疗职责。在法律法规的规范下从事医疗活动，医务人员才能与患者建立有效的沟通，更加高效地进行临床诊疗活动。实际上，医务人员的权利与义务职责涉及的内容远比上述所提及的更丰富和复杂，感兴趣的读者朋友们可以查阅相关的医学伦理、法律法规等专业资料，以获得更全面的了解和认识。

第二节　患者的权利与义务

每个人在社会中都扮演着不同的角色，而每一个角色都赋予了其特有的权利和义务。医务人员有必要深入了解患者的权利与义务，因为这直接关系到医患之间的沟通效果和医疗活动的顺利进行。如果患者不了解自己的权利,那么他们可能无法在医疗过程中充分行使这些权利,可能导致医疗活动不够完善或者产生误解。同时,患者充分履行其义务也是医疗流程顺畅进行并最终痊愈出院的必要前提。医务人员需要了解患者的权利与义务,在诊疗过程中,尊重患者的权利,告知患者需要履行的义务。遗憾的是,有研究表明,相当一部分医患纠纷起源于医务人员或医疗机构无意中对患者权利的侵犯,最常见的是未充分履行知情同意导致的医疗纠纷。因此,为了提高医疗质量,减少医患纠纷,促进医患和谐,医务人员不仅需要了解自己的权利和义务,更需要深入了解患者的权利和义务,确保在医疗活动中充分尊重和保障患者的权益。

一、患者的权利

(一)《里斯本病人权利宣言》中患者的权利

患者的权利在法律与道德上得到了双重保障,在医学领域中,患者的权利是一个尤为重要的话题。1981 年 10 月,在葡萄牙首都里斯本召开的世界医学大会上,《里斯本病人权利宣言》得以通过,这标志着患者权利正式得到了国际医学界的认可与重视。该宣言明确指出,患者的相关权利必须得到全面保障。以下为患者的一些具体权利。

1. 享有优质医疗护理权　每一位患者都有权享受到高品质的医疗和护理服务,这是医疗机构和医务人员的基本职责。

2. 自由选择权　①自由选择医疗机构和服务:患者有权利自由选择和更换医生、医院或其他卫生服务机构,不论是私营还是公共机构,确保患者能够在最舒适的环境中接受治疗。②请求更换医生:患者在治疗的任何阶段都有权请求另一位医生继续治疗。

3. 自主决定权　①患者的自主决定权:患者拥有自主决定的权利,医生则有义务告知患者其决定的后果,确保患者能够做出明智的选择。②授权与终止治疗:心智健全的成年患者有权授权或终止任何诊断程序或治疗。患者应获得必要的资料来支持其决策,确保自己清楚了解每项试验和治疗的目的、意义和可能的后果。③拒绝参与研究或教学:患者有权拒绝参与医学研究或教学工作,医疗机构和医务人员应充分尊重患者的这一权利。

4. 无意识的患者的权利　①寻找法定代理人：如果患者因不省人事或其他原因无法表达意愿，应尽力找到其合法代表来行使知情同意权。②迫切治疗下的默认同意：如患者无法定代表，且治疗迫切，除非患者先前明确表示或坚信会拒绝，否则默认为患者同意。③挽救自杀未遂昏迷患者：无论如何，医生应始终尽力挽救自杀未遂昏迷患者的生命。

5. 合法的无行为能力患者的权利　这部分患者，尽管他们无法做出决策，但他们的权益同样应受到全方位的保障。

6. 程序与患者的意志相抵触　在医疗过程中，如果医疗程序与患者的明确意愿发生冲突，医务人员应以患者的意愿为首要考虑，确保患者的选择得到最高的尊重。

7. 知情权　①获得病历与了解健康状况：患者有权获得自己的完整病历，并有权充分了解自己的健康状况，包括当前的治疗状况。若病历中包含了第三者的保密信息，只有在征得第三者同意的情况下，才能告知患者相关信息。否则，这些信息应予以保密。②保护生命与健康的例外：当存在充分的理由证明，告知患者其病历信息可能会对其生命或健康造成严重危害时，医务人员有权决定是否向患者透露相关信息。③考虑文化程度与适当的告知方式：在向患者提供病历信息时，医务人员应考虑患者的文化程度，确保以适当且易于理解的方式告知。这样可以确保患者真正理解自己的健康状况和治疗方案。④无权要求不被告知的情况：除非为了保护其他人的生命，患者通常无权要求不被告知有关其健康状况的信息。患者的知情权是其基本权利，有助于他们更好地参与治疗决策。⑤选择被告知对象和委托代表：患者有权利选择谁被告知其健康状况，以及谁作为其委托代表来参与医疗决策。这种选择应基于患者的信任和自愿，确保他们能够在医疗过程中得到最亲近和信赖的人的支持。

另外，患者还有保密权、健康教育权、受尊重权、宗教信仰权等，在此不再叙述。

我国对患者的权利保护是多层次、多角度的，这在多个法律中都有所体现。首先，《中华人民共和国宪法》作为国家的根本大法，明确规定了公民的基本权利，为患者权利的保护提供了基础性的法律保障。其次，《中华人民共和国民法典》从民事法律关系的角度，对患者的权益进行了保护，明确了患者在医疗过程中的基本权利和义务。《中华人民共和国消费者权益保护法》也从消费者权益的角度，对患者的权益进行了维护。患者作为医疗服务的消费者,其权益同样受到该法的保护,如知情权、选择权等。《中华人民共和国民法典》则进一步明确了医疗损害责任的认定和赔偿原则,为患者提供了在医疗损害发生时寻求法律救济的途径。在医疗卫生领域,还有一系列的法律法规对患者的权益进行了更细致的保护。例如,《中华人民共和国医师法》明确了医师的权利和义务,规定了医师在执业过程中应尊重和保护患者的权益。原《中华人民共和国医务人员医德规范及实施办法》则从医德医风的角度,要求医务人员尊重患者的权利,提供优质的医疗服务。此外,《医疗机构管理条例》也对医疗机构的管理进行了规范,要求医疗机构尊重和保障患者的合法权益。这些法律法规的出台和实施,形成了对患者权益的全面保护网,确保了患者在医疗过程中能够充分享受到自己的权利,同时也为医疗事业的健康、有序发展提供了法律保障。

(二)我国法律、法规规定的患者权利

目前我国法律、法规规定的患者的权利与《里斯本病人权利宣言》中规定的有较多相似,具体包括生命健康权、平等医疗权、人格权与隐私权、知情同意权、免除责任权、获得赔偿的权利等。

1. 生命健康权　包括生命权和健康权两大部分。

(1)生命权:这是指自然人的生命安全不受任何侵犯的权利。在我国,公民的生命权是神圣不可侵犯的,除非经过正当的司法程序,否则任何人都不得随意剥夺。

(2)健康权:它涉及人体各个器官、系统乃至身心的整体安全运行,以及这些部分的正常功能发挥。有参与过医疗纠纷诉讼的律师指出,大部分医疗纠纷都与患者的健康权受到某种程度的侵犯有关。此外,还有身体权,它代表了自然人对其肢体、器官和其他组织的支配权。身体权与健康权既有深厚的联系,也有明显的区别。这些权利都是宪法为公民所规定的权利,在患者身上也同样得到体现。

2. 平等医疗权　每一位患者都享有平等医疗权。这意味着任何医务人员和医疗机构都不能拒绝患者的求医要求。在人的生存权利面前,人人平等,享受的医疗权利也应如此。因此,医务人员应当平等对待每一位患者,坚决维护所有患者的权利。

3. 人格权与隐私权　患者的病情资料、治疗内容、记录等都属于个人隐私,这些都必须受到严格的保密。医务人员和医疗机构有责任确保这些信息不被非授权人员获取。患者有权要求其医疗计划、病例讨论、会诊、检查和治疗等所有环节都得到审慎处理。未经患者明确同意,任何与其病情和治疗相关的信息都不得泄露。更不能与其他不相关人员讨论患者的病情和治疗情况。

4. 知情同意权　患者享有对自己诊断、治疗和预后的全面知情权。在医疗活动的全过程中,医疗机构及其医务人员有责任将患者的病情、拟采取的医疗措施、可能面临的医疗风险等如实告知患者,并确保患者能够充分理解。医务人员还应及时解答患者的各种疑问,同时避免提供可能对患者产生不良心理影响的信息。此外,患者有权在法律许可的范围内拒绝接受治疗。当患者选择拒绝接受治疗时,医务人员有责任向患者详细解释拒绝治疗可能对其生命健康带来的影响。根据《医疗事故处理条例》的规定,一些特殊检查、特殊治疗、手术、实验性临床医疗等,必须得到患者本人的书面同意。

5. 免除责任权　考虑到患者的身体状况和社会公平及人道主义原则,患者有权根据病情暂时或长期免除某些社会责任和义务,如服兵役、献血等。如果患者因疾病无法正常工作,需要休息,不能履行其社会义务,法律赋予他们暂时或长期免除相关社会责任的权利,而且不应因此受到任何惩罚。

6. 获得赔偿的权利　如果医疗机构或其医务人员在医疗过程中存在不当行为,导致患者人身受到损害,患者有权通过正当法律程序追究责任并获得赔偿。

除了之前提及的权利,患者还拥有监督医疗的权利。这意味着患者有权对医疗机构及其医务人员的医疗服务进行监督,确保他们提供高质量、专业的医疗服务。同时,医疗机构和医务人员也有义务接受来自患者的监督和建议,不断改善医疗服务质量。陪护与被探视权也是患者的重要权利。在就诊过程中,患者有权要求其家人或亲朋好友陪伴在身边,这不仅为患者提供了情感支持,也有助于其家属更好地了解患者的病情和治疗情况。同时,患者还有权接受亲朋好友的探视,这有助于减轻患者在医疗过程中的孤独感和焦虑感。医务人员需要了解并尊重患者的这些权利。

二、患者的义务

在医疗沟通过程中,告知患者的义务也是不可或缺的。患者不仅需要了解自己的权利,也应当清楚自己在医疗过程中的义务。这些都是法律规定的义务,是与权利相辅相成的,是共同构成医疗活动中公平、和谐的医患关系的基础。权利和义务是相对的,患者在享受合法权利的同时,也需要承担起相应的义务,不仅对自己的健康负责,也对社会负责。具体而言,患者的义务概括如下。

1. 提供准确信息的义务 患者不仅有责任,也有义务向医务人员提供自己真实、全面、详细的病史和症状信息。只有这样,医务人员才能够对患者病情有准确的了解,从而做出正确的诊断和制定适合的治疗方案。

2. 积极配合医疗诊治的义务 一旦患病,患者应当积极面对,主动配合医疗机构的诊治。与医务人员建立良好的合作关系,共同努力战胜疾病、恢复健康。当患者在充分了解和知情同意的前提下对诊断和治疗方案表示赞同,那么遵循医嘱、配合治疗就成为首要责任。

3. 遵守医疗规定的义务 医疗机构有其特定的规章制度,这些制度不仅规范医务人员,也对患者有一定的约束力。比如就诊须知、入院须知、探视制度等。这些规定的目的是维护医院的正常诊疗秩序,使每位患者的权益得到最大化的保障。

4. 自觉维护医院秩序的义务 医院作为公共场所,其秩序的维护不仅仅依靠医务人员,更需要患者的积极参与。患者应当时刻保持安静、清洁,确保医院的各项医疗活动能够顺利进行。同时,医院的财产也应当得到每位患者的爱护和保护,例如,确保消防通道、急救通道时刻保持畅通,这既是对医院秩序的尊重,也是对他人生命权的尊重。

5. 尊重医务人员的义务 患者在接受医疗服务的过程中,应当充分尊重医务人员,对他们的工作和专业判断给予充分的理解和信任,避免任何形式的侮辱和攻击。

6. 保持和恢复健康的义务 虽然医务人员有责任帮助患者恢复健康,但真正的健康需要患者自己珍惜和努力。患者应当选择健康的生活方式,养成良好的生活习惯,为自己的健康打下坚实的基础。

充分了解患者权利与义务,尊重患者权利是依法依规行医的体现,也是尊重医学伦理的必然要求。医务工作者在日常诊疗工作中需要时时提醒自己,谨防由于无知而侵犯患者的相关权利,从而引起不必要的后果。从根本上说,患者的权利也是临床医务人员与患者沟通的相关内容之一。医务人员在实际工作中,应充分了解和尊重患者的这些权利,确保患者在医疗过程中得到全面、人性化的关怀和照顾。这样不仅可以提高患者的满意度,还有助于构建和谐、互信的医患关系。

第四章 医患沟通的内容与功能

医患沟通是医疗卫生和保健工作的重要组成部分。在此过程中，医患双方深入探讨伤病、诊疗、健康，以及相关因素等主题，借助多样化的交流途径，实现全方位信息的互通，满足患者的健康需求。医患沟通的本质在于建立医患之间的信任合作关系，并达成一系列的共识，从而达到维护人类健康、促进医学发展和社会进步的目的。在日常诊疗活动中，医务人员时刻都在进行这种沟通，他们运用专业知识，结合患者的具体情况，以易于理解的方式向患者解释疾病状况和治疗方案，确保患者能充分知情，并积极参与医疗决策，帮助患者更好地应对疾病带来的挑战。

第一节 医患沟通的特殊性与内容

一、医患沟通的特殊性

医患沟通与通常的人际沟通不同，具有其特殊性，这种特殊性体现在多个方面。首先，医患双方在信息层面上存在不对等的情况，医生通常具有更强的医学知识和专业技能，而患者对医学知识的了解往往参差不齐。其次，医患沟通的内容具有极强的专业性，涉及复杂的医学概念和治疗方案。再者，医患沟通的对象通常是身心状况存在某种程度问题的患者，而非完全健康的普通人，这使得沟通的需求和方式变得更复杂和微妙。因此，医患沟通与一般的人际沟通有着明显的区别。

在面对医务人员时，相当一部分患者会带有一种弱者的心态进入医疗机构。他们希望能够遇到好医生，期望得到良好的照顾，并渴望医务人员能够给予关怀和体贴。为此，他们更加关注医务人员的语言、表情、动作姿态和行为方式，并对其反应更加敏感。基于上述特点，医务人员在与患者沟通时，需要考虑站在患者的立场上思考和处理问题，他们需要充分理解患者的需求和期望,以更加人性化、关怀化的方式与患者进行沟通。只有这样,才能真正满足患者的需求,建立起真正的信任与合作关系。

二、医患沟通的内容

医患沟通的内容大致分为非医疗内容沟通及医疗内容沟通。

1. 非医疗内容沟通　主要关注疾病诊治以外的内容,其目的在于帮助患者迅速适应医疗机构的环境,理解并遵循医疗机构的运行规律,以确保诊疗活动的顺利进行。具体来说,非医疗内容沟通包括以下几个方面。

(1)就诊环境介绍:医务人员会向患者介绍医院的各项设施及其位置,如医院的总体分布、电梯位置、安全出口、开水房地点、餐厅位置等,以帮助患者熟悉环境,消除陌生感。

(2)医疗机构相关规章制度介绍:向患者介绍医疗机构的相关规章制度,如病房内禁止吸烟、不大声喧哗、不随地吐痰等。

(3)医护介绍:当患者入院并确定经治医师、责任护士后,医务人员会向患者介绍这些医务人员的姓名和称呼,并在床头卡上明确注明。这样做有助于患者更好地与医务人员进行沟通。

2. 医疗内容沟通　医疗内容沟通涵盖了多个层面,以确保患者能够全面、准确地了解自身病情,并积极参与治疗决策。

(1)诊治方案、风险及可能的经济支出的沟通:医务人员需要对患者的疾病状况进行详细的评估,包括疾病的性质、严重程度和预期发展,为患者提供治疗方案的选择,并明确告知治疗的目标、方法、可能的不良反应及恢复时间。

(2)医生需对患者进行风险与利益评估:医务人员要告知患者治疗方案的风险和可能的不良反应;还要告知患者所需的医疗资源和费用情况,帮助患者做好经济和资源准备。与患者共同商讨,帮助患者在充分了解各种治疗方案、风险及预期费用的基础上做出符合患者自身实际利益的决策。在此过程中,医务人员需要关注患者的情感和心理状态,为患者提供必要的情感支持和安慰,帮助患者建立对治疗方案的信心和依从性。

(3)医务人员要适时进行宣传教育:告知患者保持健康的注意事项,提高患者的健康意识和医学素养,帮助患者改善生活方式以增强身体素质和预防疾病复发。

总之,非医疗内容沟通让患者快速适应环境;医疗内容沟通让患者明白其所患疾病的相关知识,并做出相应的诊疗决策。在医患沟通过程中,医务人员不仅是治疗者,也是教育者、协调者和情感支持者。

第二节　医患沟通的时间点与功能

一、医患沟通的时间点

1. 院前沟通　在患者初次就诊时,门诊医生扮演着至关重要的角色。通过仔细聆听患者的主诉,结合现病史、既往病史、体格检查,以及辅助检查的结果,门诊医生能够对疾病做出初步的诊断,并制订相应的治疗计划。对于可以在门诊治疗的患者,医生详细解释治疗方案,确保患者充分理解并同意所选方案。而对于符合入院指征的患者,医生会向他们解释入院治疗的必要性和相关安排。在这个过程中,门诊医生需要积极与患者进行沟通,充分征求患者的意见,确保患者对各种医疗处置有深入的理解。这种沟通不仅有助于增强患者的信心和依从性,还是保障医疗安全、减少医疗纠纷的重要环节。必要时门诊医生应将关键沟通内容详尽记录在门诊病历中,以确保医疗信息的连续性和准确性。这不仅有助于后续的医疗工作顺利进行,还能在需要时提供法律依据,保护医患双方的权益。

2. 入院时沟通　当患者决定入院接受治疗时,病房接诊医生在接收患者的过程中,应确保与患者进行详尽的沟通。医生应明确告知患者其当前的诊断结果、入院后的诊疗计划、病情的严重程度、拟采取的治疗方法,以及预后的初步预测。确保患者和家属充分理解病情和治疗方案,并解答他们可能存在的疑问和困惑。对于急诊患者,入院后的沟通尤为关键。在急诊情况下,医生应在进行抢救治疗的同时,尽可能在病房内或附近与患者家属进行快速而简洁的关键内容沟通。这确保患者家属在患者接受紧急治疗时,也能对病情和治疗方案有所了解。为了确保沟通的充分和有效性,要求急诊患者在入院后 2 小时内进行正式的、充分的沟通。

3. 入院 3 天内沟通　医务人员在患者入院 3 天内必须与患者再次进行正式沟通。应向患者或家属介绍患者的疾病诊断情况、主要治疗措施,以及下一步治疗方案等，同时回答患者提出的有关问题。对于诊断不明确、治疗效果相对较差、病情危重、预后不佳或治疗费用较高的患者，医务人员需要更加充分地告知患者和家属相关情况，并确保沟通充分并做好记录，这些内容需要得到患者及家属的签字认可，以确保他们全面理解并接受当前的诊治方案。对于本单位不具备进一步治疗或者抢救的条件者，需要明确如实告知患者及家属，并建议患者及早进行转科或转院治疗。

4. 住院期间沟通　住院期间是医患沟通的最重要环节，医疗机构及其管理部门对此做了详细的要求，主要包括以下内容。

（1）患者病情变化时的随时沟通：与患者说明病情变化的客观原因，后续病情的可能走向，治疗及预防的各种方法等；尤其是抢救患者，需要在抢救时简洁而清晰地告知患者家属目前的危重状态、需要采取的抢救措施、后续的可能走向等，并在抢救结束后，再次进行更详细的关于病情、抢救方法、抢救效果、预后等方面的沟通。

（2）有创检查及有风险处置前的沟通：告知检查的必要性及替代方案，告知检查风险的评估、识别，以及处理方法。

（3）变更治疗方案时的沟通：向患者说明为什么治疗方案进行改变、改变后的治疗方案达到的预期治疗效果等。

（4）贵重药品使用前的沟通：告知患者贵重药品使用的必要性、发挥的作用预期、贵重药品应用的性价比等。

（5）欠费时的沟通：告知患者欠费后可能对治疗过程的影响，欠费后医院相应的处置措施，比如急救可能不受影响，但是日常的诊疗过程可能会受到影响。

（6）急、危、重症患者随疾病的转归及时沟通。

（7）术前沟通：根据手术知情同意书，逐一告知患者手术风险及处理措施。对于极度高危手术的患者，可进行高风险手术谈话，在医院专门的部门内进行谈话，沟通时全程录像、录音并告知患者及其家属。

（8）术中改变术式沟通：必须做补充沟通，并且要充分沟通并获得知情同意，否则，极容易引起医疗纠纷。

（9）麻醉前沟通（应由麻醉师完成）。

（10）输血前沟通，以及医保目录以外的诊疗项目或药品前的沟通等。

5. 出院时沟通　患者出院时，向患者或家属明确说明患者在院时的诊疗情况、出院医嘱及出院后注意事项，以及是否定期门诊随诊等内容。

6. 出院访视沟通 已出院的患者，医务人员采取电话访视或登门拜访的方式沟通，了解患者出院后的恢复情况，并对出院后的用药、休息等情况进行康复指导。

这些沟通并不能概括所有的沟通，这些都是诊疗过程的一部分，是医务人员必须履行的职责，不能因为任何的原因而减少或忽略，否则，便是对患者知情同意权的侵犯，留下医患纠纷的隐患。

二、医患沟通的功能

医患沟通在医疗体系中扮演着至关重要的角色，其功能不仅局限于信息传递，更在于建立信任、共同决策和提供情感支持。以下是医患沟通的功能。

1. 建立良好的医患关系 良好的医患关系是后续诊疗工作的基础，也是取得患者信任的前提，此过程是对患者的尊重与医德医风的体现过程。

2. 解释诊疗方案 医生需要详细解释所建议的治疗方案，包括治疗的目的、具体的实施步骤，以及预期的效果。通过使用通俗易懂的语言，医生确保患者和家属对治疗方案有充分的理解，这也有助于提高患者的依从性。

3. 取得知情同意 医务人员必须在医疗法律、法规规定的范围内，有限的自由限度下，积极为患者提供相应的诊疗手段，提供诊疗服务；在进行各项操作，尤其是患者增加痛苦、消费支出增高的内容，都要与患者进行必要的沟通，取得知情同意后，方可实施。

4. 讨论可能的风险和并发症 任何医疗操作都存在潜在的风险和并发症。医生应当全面、客观地告知患者和家属这些可能的风险，同时提供其发生的概率和应对措施。这样的沟通能够帮助患者和家属做出更加明智的决策，并为可能出现的情况做好准备。

5. 处理患者和家属情绪 面对疾病，患者和家属往往经历一系列的情绪波动，如焦虑、恐惧、沮丧或失落。医疗沟通的一个重要功能是识别和处理这些情绪，确保它们在治疗过程中得到妥善的管理。

6. 缓解患者和家属的焦虑和恐惧 通过提供清晰、准确的信息，医生可以帮助患者和家属减轻不必要的焦虑和恐惧。此外，使用鼓励的话语、表达同情和理解，以及分享成功的案例，都是缓解他们负面情绪的有效方法。

7. 建立现实的期望 医生应当引导患者和家属建立合理的治疗期望。

过高的期望可能会导致失望,而过低的期望可能会影响治疗效果。通过沟通,医生可以帮助他们设定一个既实际又鼓舞人心的目标。

8.引导患者和家属接受现实　当面对严重的病情或不良预后时,引导患者和家属接受现实是一项非常关键的任务。这要求医生用有同理心的方式进行沟通,确保他们理解并接受当前的医疗状况。同时,提供必要的支持和资源,帮助他们度过这段困难时期。

综上所述,医疗沟通的功能是多方面的,旨在确保患者和家属在整个治疗过程中都得到充分的信息、情感支持和实际的帮助。

由于心血管病的种类繁多,其中包含的疾病往往具有较高的风险性,且部分病情可能突然发生变化。此外,许多患者缺乏与心血管病相关的医学知识,导致在理解和应对疾病时存在困难。因此,与其他临床专业相比,心血管专业更容易成为医疗矛盾的高发区。根据个人的临床经验,笔者深切地体会到,在与每位患者初次接触时,为了充分了解他们对疾病的认知和对治疗的期望,医疗沟通成为一个至关重要的环节。这一过程通常需要占据整个诊疗时间的1/3～1/2。然而,当医患之间的沟通达到一个良好的状态时,患者在就医过程中的体验会得到显著的增强,对医疗服务的满意度也会随之上升。这种良好的沟通不仅能够及时解决患者的一些疑虑和困惑,更能在长远中预防和减少医患纠纷的发生,为和谐医患关系打下坚实的基础。

第五章 医患沟通能力与方法

医患沟通是一种特殊的人际交流过程，它在建立良好医患关系、确保正常诊疗措施的实施、促进患者康复，以及避免医疗矛盾和医患纠纷中发挥着重要作用。这里所讲的沟通方法，并非单纯的人际沟通方法，更是在医务人员为患者安全和健康着想，为患者尽早康复而努力的过程中，所展现出的一种将同情心与爱心融为一体的沟通能力。这样的沟通，不仅仅是一种技能，更是一种医者对患者的真诚关怀与爱心的体现。医务人员需要进行适当的训练与学习，掌握医疗沟通的内容，以及沟通的方法、技巧，了解沟通的功能、沟通过程中的注意事项等。

第一节 基本医患沟通能力与医患沟通基本技巧

一、基本医患沟通能力

医患沟通能力并非一种天赋，而是需要医务人员通过不断的学习和实践来逐渐提升的。即使是有多年从医经验的医务人员，如果他们没有掌握和熟练运用有效的医患沟通技巧，也可能因此频繁地卷入医疗纠纷。以下是对医患沟通能力的概括。

1. 职业化态度与服务精神　医务人员应以真诚和关爱的态度对待每一位患者，展现出专业的医德医风。他们应将患者的需求和福祉放在工作的首位，提供全心全意的医疗服务，以此来建立和维持医患之间的信任关系。

2. 非语言表达与解读能力　医务人员不仅需要熟练掌握语言沟通技巧，还需要敏锐地捕捉并精准解读患者的非语言表达，如面部表情、身体语言等，从而更全面地理解患者的痛苦和需求。同时，医务人员也需要学会自我情绪管理，以冷静、理解和共情的方式回应患者的情绪和需求。

3. 主动倾听能力　医务人员应该具备出色的倾听技巧，例如，主动倾听患者的主诉，全神贯注地理解患者的观点和需求，通过适当的反馈表达对患者的理解和共鸣，协助患者更准确、清晰地表达他们的需求和期望。

4. 口头表达能力　医务人员需要具备清晰、准确、有条理的口头表达能力，能够用平易近人的语言向患者解释复杂的医疗信息。通过使用有效的沟通策略，如总结、停顿和简短提问等，确保患者能够充分理解和接受所沟通的内容。

5. 谈判与冲突解决能力　在面对情绪激动或发生冲突的患者时，医务人员应具备冷静的谈判和冲突解决能力。他们应能够换位思考，明确医患双方的共同目标，在不违背医疗原则的前提下灵活处理问题，适度妥协和让步，以有效化解冲突，达成共识，从而最大限度地保障患者的健康和安全。

二、医患沟通基本技巧

（一）非语言沟通技巧

沟通是医患关系中不可或缺的部分，它包括语言沟通和非语言沟通。无论哪种方式，都应展现对患者的尊重，耐心倾听患者的陈述，同情患者的病情或遭遇，并愿意为患者奉献爱心，始终本着诚信的原则进行。在沟通中，语言传递的信息仅占30%，而非语言手段，如肢体语言，传递的信息占了70%。因此，非语言沟通在医患关系中起着至关重要的作用。以下是关于非语言沟通中的一些具体手法。

1. 面部表情　面部是最直接的情绪表达器官。微笑表示友好，高兴表示喜悦，害怕、愤怒、伤心等表情则表达各种不同的情感。医务人员需要敏锐捕捉这些表情，理解患者的真实情感。

2. 目光接触　真诚的目光接触可以展现说话者的坦诚和自信，有助于建立信任关系。但是，对于害羞的患者，过多的目光接触可能会让他们感到不适。

3. 身体姿态　放松而自然的身体姿态能让人感到舒服。身体前倾通常表示认真聆听，而抱胸则可能给人傲慢的印象。

4. 肢体动作　如跷二郎腿并不停抖动、手中的笔轻敲桌子等都会让人感到不自在。相反，不时地点头和微笑有助于营造良好的沟通氛围。

5. 直接的身体接触　握手是最常见的问候方式，而其他如拥抱、拍打肩部和背部等动作则能够进一步拉近医务人员与患者的距离，减少隔阂感。

（二）倾听技巧

需要强调的是，在沟通过程中医务人员要首先学会倾听。关于倾听，这是医务人员在其终身职业生涯中必须认真学习并逐步实践的一项关键技能。倾听不仅仅是简单的听到对方说话，更是理解、尊重和关心患者的体现。借鉴美国巴尔的摩COMSORT机构的10条倾听技能，医务人员可以运用以下方式提升倾听效果。

1. 尊重患者　让他们完整地表达自己的问题和症状，不要轻易打断。

2. 注意线索　留意并探索患者在谈话中可能透露的有意义线索，这些线索可能对诊断和治疗有重要价值。

3. 鼓励继续表达　患者陈述时，给予支持性的反馈信号，如“请讲下去”等，鼓励其继续表达。

4. 运用开放式提问　邀请患者更详细地描述他们的症状和感受。

5. 采用反映式回答　简要重复或总结患者的关键观点，确保理解正确。

6. 检查自己的理解　在对话中，检查自己的理解是否准确，确保没有误解患者的信息。

7. 展示同情　对患者的感受和情绪给予肯定和认同，展现同情和理解。

8. 目光接触　善于利用目光与患者沟通，保持眼神接触，传递关心和关注。

9. 沟通充分　在谈话结束时，询问患者是否还有其他事情需要提及，确保充分沟通。

只有通过真诚的倾听，医务人员才能更好地了解患者的需求、关切和病情，从而提供更精准、人性化的医疗服务。因此，医务人员应该不断提升自己的倾听技巧，并将其融入日常的医疗实践中。

（三）其他沟通技巧

除了非语言沟通以及倾听的技巧外，还有一些沟通技巧需要注意。

1. 掌握患者的医疗信息　医务人员与患者进行沟通时，首先要充分掌握患者的病情、了解检查结果异常情况和治疗方案，这体现了对患者的重视，同时也展现了医务人员的专业素养。

2. 了解患者的经济及医保状况　为了更全面地理解患者的情况，医务人员还需要了解患者的经济状况、医疗费用的支付来源、医保报销政策，以及医疗费用给患者造成的心理压力等情况。有时，患者可能因为经济紧张而考虑放弃治疗，但又难以启齿，医务人员需要敏锐地捕捉这些未言明的信息。

3. 了解患者的心理及社会背景　在沟通过程中，医务人员要留意患者的社会背景，包括受教育程度、情绪状态和沟通理解能力，还要深入了解患者对疾病的认知和治疗的期望。

4. 明确患者的期望　有些患者可能对治疗结果抱有过高的期望，希望能通过治疗完全恢复正常人或达到正常人的寿命。当患者的疾病情况难以达到这种期望时，医务人员需要进行适时的澄清，并鼓励患者面对现实，积极应对。

5. 注意沟通中的措辞　在与患者交流时，医务人员要注意措辞，避免使用会刺激患者情绪的语气、语调或语句。不要反问或诘难患者，避免压抑患者情绪或试图强行改变患者的观点。

6. 用通俗的语言做沟通　医务人员还应努力以通俗的方式表达复杂的医学知识，这需要长期的积累与学习。同时，避免使用患者难以理解的专业术语，如果必须使用，要确保给予适当的解释。

7. 沟通后要给患者缓冲的时间　有些诊断和治疗可能对患者产生深远的影响，如器官摘除、移植等可能导致患者无法生育或截肢影响行走能力。在这些情况下，医务人员要避免强迫患者立即接受事实，而是要给予患者充分的时间和空间去适应和接受。

8. 医务人员要管理好自我情绪　最后，医务人员在与患者沟通时要时刻留意自己的情绪反应，确保不被患者的不良语言或行为所触动，避免情绪失控。医务人员要学会自我情绪管理，保持冷静和理性。只有这样，才能在医患沟通中占据主动地位，掌控沟通的局面、气氛和节奏，确保沟通建设性与和谐。

第二节　医患沟通注意事项与几种特殊形式的沟通

一、医患沟通注意事项

1. 尊重与倾听　医生应尊重患者的意见和感受，积极倾听患者的需求和疑虑。

2. 清晰与简明　医生应用患者能理解的语言进行解释，避免使用过于专业的术语。语言表达通俗易懂，根据不同教育背景、不同阶层的患者，所沟通内容表达清晰，内容讲述层次分明，易于理解；避免引起歧义，更要注意避免引起患者不切实际的联想。

3. 耐心与细心　医生应有足够的耐心回答患者的问题，细心观察患者的反应，以确保沟通顺畅。根据病情的轻重缓急、复杂程度，以及预后情况，由不同级别的医生沟通。同时要根据患者及其近亲属的文化程度和要求不同，采取不同方式沟通。

4. 诚信与负责任　医生应诚实告知患者治疗方案的风险和利益，不对患者隐瞒重要信息。如已经发生纠纷苗头，要重点沟通，要体现坦诚与负责任。

5. 多种方式提高沟通效率　医生可以借助实物、图谱、标本、模型，以及动画等对照讲解，增加沟通的生动性，增强患者的感性认识，便于患者对诊疗的理解。

二、几种特殊形式的沟通

1. 预防性沟通　针对某些特定情况，医疗纠纷的发生风险相对较高。例如，疑难病、复杂临床情况的患者，或者多次就诊、曾在多家医院就诊且临床效果不佳的患者，可能因为诊疗过程中的挫折感而产生怨愤，进而引发医疗纠纷。此外，如果患者之前与医疗机构或医务人员曾经发生过医患矛盾，并对医疗机构持有严重偏见的话，他们在后续的诊疗过程中也往往更容易发生纠纷。对于上述容易发生纠纷的情况，医务人员应采取预防性沟通措施，将具有这些情况的患者作为重点对象，有针对性地进行沟通。预防性沟通的目的在于提前化解可能存在的误解或纠纷，确保医疗过程的顺利进行。为了确保预防性沟通的有效性，沟通内容应在病程记录中明确显示，并由患者签字认可。

2. 集体沟通　对于一些带有共性的多发病、常见病，以及季节性疾病，为了有效提高沟通效率并节约时间，医务人员可以采取一对多的集体沟通方式。这种沟通方式能够针对同类疾病的共性问题进行一次性解答，从而减轻医务人员的沟通负担。例如，在进行一些常规手术之前，对于具有共性的术前准备和注意事项，医务人员可以采用集体沟通的方式向患者和家属说明。然而,集体沟通也存在一定的局限性。对于存在特殊临床情况的患者,集体沟通可能无法满足他们的个性化需求。因此,在集体沟通的基础上,医务人员还需要针对这些特殊患者进行个体化沟通。通过与特殊患者进行一对一的交流,医务人员能够更准确地了解他们的病情和需求,并制定出更加符合实际情况的诊疗方案。

3. 重点沟通　针对特殊患者,需要进行重点沟通。如针对疑难危重患者,治疗风险大、效果不理想、预后不良的患者,以及诊断不明或病情恶化的患者,为了确保诊疗方案的一致性和准确性,一般由科主任主持会诊集中讨论,科主任或高级职称医务人员为主导,集思广益,共同讨论并达成一致意见。然后再与患者或家属进行沟通,这种沟通方式不仅能体现对患者的重视,还能确保所有医务人员都达成一致意见和统一的沟通口径。避免在与患者沟通时,出现科室内部不同医务人员之间诊断与思路的差异,从而防止患者对诊断与治疗产生不信任或疑虑。

4. 升级沟通　当经治医生与患者之间的沟通出现困难或不畅时,为了保障医疗过程的顺利进行和患者的权益,需要及时采取升级沟通的措施。这意味着应更换其他更有经验的医务人员参与沟通,通常为上级医生或科室主任。通过升级沟通,能够利用更高级别的医务人员所具备的丰富经验和专业知识,更好地与患者进行交流,确保沟通的有效性和准确性。同时,这也向患者传递出医疗团队对患者病情的重视和关注,进一步增强患者对医疗过程的信任和合作意愿。

第六章 临床常见医疗纠纷先兆沟通

每位执业医师在其职业生涯中难免会遭遇一些预料之外的困境，我称之为“医疗危机”，或更常见的“医患纠纷先兆”。这些危机的产生原因复杂多样，包括但不限于医患沟通不足、患者对诊断和治疗的期望与实际情况存在差距，以及对检查流程持有异议等。这些不满情绪可能表现为患者的情绪失控，拒绝配合诊断与治疗，甚至有意投诉医务人员。

通常，患者对自身疾病的认知不足、对医学的不确定性和局限性理解不够，以及短时间内无法明确诊断、治疗效果不佳、突发意外事件、经济负担加重等因素，都可能成为引发医疗纠纷的导火索。一般而言，通过耐心的解释与沟通，大多数危机可以得以化解，避免造成严重影响。然而，对于初入医疗行业的年轻医务人员而言，这些危机无疑带来了巨大的压力和挑战；若处理不当，很容易激化矛盾，最终导致医疗纠纷。因此，医务人员有必要深入了解常见医疗纠纷发生的原因，并掌握相应的应对原则与技巧。

第一节 医疗纠纷先兆沟通原则、技巧与注意事项

一、医疗纠纷先兆沟通原则

1. 避免不实承诺　不应为了安慰患者或家属，做出超出自己能力或事实范围的承诺。若承诺无法实现，患者的期望破灭，可能导致更大的愤怒和绝望。

2. 承认不确定性　向患者坦诚治疗结果可能存在的不确定性，有助于患者形成对治疗结果的合理预期。

3. 理解情绪表达　允许患者自由地表达他们的情绪，如悲痛、恐惧等。有时，患者的情绪失控并不是针对医务人员，而是对疾病本身的担忧和恐惧。

4. 展现人性化　适当地自我暴露，与患者分享自己或他人在类似经历中的感受，可以展现医务人员人性化的一面。这种共情能够拉近与患者的距离，抚慰暴躁与绝望情绪。

5. 鼓励应对方法　指导患者采取积极的方法应对危机，帮助减轻他们的痛苦，并鼓励他们正面面对危机，避免心理上对危机的否认。

二、医疗纠纷先兆沟通技巧

1. 控制情绪　医务人员要控制好自己的情绪。因为不良的情绪很容易加强患者的挫败感，进而强化他们的攻击行为。

2. 平复患者情绪　医务人员需要帮助患者从激烈的情绪中平复下来，恢复理性。对患者的真实观点和需求表示理解与赞同，并对医疗系统或个人失误给患者带来的困扰表示歉意。这并不意味着放弃原则，而是为了合理解决医患矛盾。

3. 鼓励表达　真诚地鼓励患者表达内心的想法和感受，倾听他们的抱怨，并给予理解和适当的反馈。

4. 注意言辞　避免使用可能责怪对方的言辞。例如，不采用情绪性的防御、反问或诘问，如“这个不是已经说过了吗”或“你的问题不是已经解决了吗”。这种言辞很容易激发矛盾。

5. 探究式问话　当患者表达出绝对性的观点或需求时，例如“想用最好的药物”，医务人员可以探究式地询问“你觉得什么药物对你来说是最好的”。这种探询可以促进患者思考，从而使患者意识到自己的观点可能存在的局限性。

6. 应对抱怨　面对患者的抱怨，医务人员应真诚地解释事情的原因，并对患者表示歉意和理解。同时，也要向患者展现积极处理事情的决心和努力，争取将患者的损失降到最低，并希望得到患者的理解与谅解。

三、医疗纠纷先兆沟通注意事项

1. 给予支持和帮助　在医患危机中，医务人员需要给予患者充分的支持和帮助。首先，要有耐心，给予患者足够的时间来消化危机带来的情绪，并在这个过程中给予持续的支持。其次，要表达同情，让患者感受到医务人员的理解和关心，例如，可以说：“我知道这对你打击很大，但请相信，我们会一起努力来给你提供帮助。”此外，还可以引导患者放松，告知他们感到伤心时可以哭出来，也可以做一些简单的活动来舒缓情绪。同时，通知患者的亲友和家人，让他们陪伴在患者身边，提供精神支持。

2. 鼓励并引导患者表达感受　医务人员要鼓励患者说出自己的感受，这既能让患者宣泄情绪，也能启动患者的社会支持系统。让患者亲友加入沟通，疏导患者的不良情绪，给患者提供一个畅通的情绪表达渠道。

3. 给予希望　在医患危机中，给予患者希望是至关重要的。医务人员需要适时给予患者鼓励，让患者看到积极的可能性。然而，也需要注意不要给予不可期待的希望。比如对于心肌梗死需要介入治疗的患者，医务人员可以表达：“你的心肌细胞由于冠状动脉供血的中断而发生了坏死，这是比较严重的情况。但幸运的是，你就诊及时，经过介入治疗，还能挽救一部分未完全坏死的心肌细胞，对康复将有积极影响。”这样的话语能够缓解患者的焦躁情绪。

4. 检查患者的沟通准备状态　医务人员需要通过观察患者的情绪表现和听别人说话时的反应，来评估患者是否具备沟通意愿和接受沟通的心理状态。只有在患者具备沟通准备状态时，医患之间的沟通才能更加顺畅和有效。

第二节　常见医疗纠纷先兆沟通

一、诊断不明

在临床实践中，医务人员经常会遇到一些患者，他们所描述的症状或痛苦无法被某一诊断完全解释，甚至有时在教科书上也找不到相应的描述。这种情况常常让临床医生感到困扰。有些患者经过一些对症治疗或未经任何治疗就自行好转，但也会有一小部分患者症状反复或没有任何改善。此外，还存在一些症状涉及面广泛的情况，例如“发热”，进行系统检查可能耗费大量精力和财力，有时患者花费很多也难以确定原因，这时只能诊断为“不明原因发热”。在这种情境下，患者往往会感到焦躁不安，有些甚至会抱怨：“住院都1周了，还没有弄清楚是什么病？”那么，我们如何应对这种情况呢？

在遇到临床诊断有疑问或病情复杂的情况时，建议医务人员在患者入院时就与其进行关于诊断的沟通。可以向患者解释临床诊疗的一般原则：首先进行简单、无创、花费低的检查，然后再进行复杂、有创、花费高的检查；首先考虑常见病、高风险病，其次考虑非常见病、一般风险的疾病。这样可能需要3天左右的时间来完善常见病的常规检查，并与初步诊断进行吻合。同时，医务人员也应该告诉患者，医疗团队将为其提供服务，并适时进行科内会诊，必要时进行科间会诊，以解决患者的痛苦。笔者常常跟患者打一个比方：医生看病就像警察破案，有些案件只需到达现场初步侦查就能解决，有些案子则比较隐蔽，线索很少，使得侦查困难；对于医生来说，有些疾病只需做初步检查就能明确诊断，有些疾病则需要做更复杂甚至有创的检查才能确诊，还有一部分疾病在短期内无法明确诊断，需要更多的临床症状或病情进一步表现出来才能确诊。因此，医务人员需要告知患者医疗的局限性和特殊性，以增加他们对医疗程序和医生的理解与信任。

通过这样的沟通，患者可以更加了解医疗活动的复杂性和不确定性。当患者理解了医疗的局限性及其特殊性时，他们也能更加理解医生的诊疗活动，从而化解潜在的矛盾与危机。

二、疗效不明显

当患者或其家属直接或间接表达“天天打针，天天犯病”的疑虑时，医生应高度警觉。这反映了两个问题：一是对患者的诊断与治疗方向可能存在误区；二是诊疗方案可能没有被患者充分理解。

对于第一种情况，医生应及时完善相关检查，寻求上级医生的指导，组织科室内或科间会诊，以尽快明确诊断并制定有效治疗方案。同时，医生需要与患者充分沟通，解释疾病的复杂性、诊疗过程的曲折性，以及当前医学对疾病认知的局限性，以获得患者的理解。如果是第二种情况，医生则需要安排与患者及其家属的深入沟通，诚挚邀请他们到办公室坦诚交流。若忽视这一误解，可能埋下医疗纠纷的隐患，一旦患者对医疗产生异议或出现并发症，抱怨可能演变为对抗。

当患者对诊疗方案存在误解时，医生首先应表达对患者渴望康复急切心情的理解，并对治疗效果不佳表示歉意。接着，医生应解释疾病的性质、病理生理学特点，以及疾病的发展过程等信息。例如，高血压患者可能会因为每日血压波动而感到焦虑，医生需要向患者解释血压的每日波动规律、测量误差的客观性、抗高血压药物达到稳态血药浓度所需的时间，以及平稳降压的治疗原则，使患者明白医生不是在控制血压方面无能为力，而是在谨慎寻找一种个性化且安全的治疗方案。类似地，急性冠脉综合征患者和终末期心力衰竭患者需要了解疾病的发展规律，了解治疗的效果具有不确定性，并可能出现并发症等情况。这些情况下的沟通不仅是一种医疗科普，更是建立医患互信关系的基础。

三、病情危重、反复或突发变化

身为医务工作者，我们可能时常面临这样的情境：当我们为某位危重患者努力寻求最佳治疗方案，翻阅书籍、查阅文献、组织会诊等时，患者却表示“入院时还能走，现在却下不了床，病情越治越差”。面对患者病情的每况愈下、突发恶化，任何辩解都显得尤为苍白。诸如心房颤动患者入院后突发脑梗死、卧床患者突然发生急性肺栓塞、急性心肌梗死出现并发症等状况，这些都需要我们做好预防性沟通。需要医务人员高度警觉，细致审查诊断治疗过程中是否存在疏漏，并以最大的诚意与患者及其家属进行充分的沟通。

这无疑是一场严峻的挑战，需要我们理智且合理地应对。在遇到此种情况时，我们应该与患者及其家属进行深入详细的沟通，主要传达以下几层含义：首先，我们一直在全力以赴为患者进行治疗，并列举出已经取得的治疗效果；其次，治疗方案并非个人决策，而是经过团队讨论、会诊制度、疑难病例讨论制度、复杂病例讨论制度等程序制定的；最后，我们必须充分、完全且尽可能地向所有家属告知患者的病情发展、预后情况、当前明确的诊断、可疑的诊断、可能的风险以及下一步的诊疗措施。

预防性沟通是预防医患纠纷的重要手段，对于某些疾病，预防性沟通在患者入院时便应进行。比如高危心房颤动患者，我们需要提前告知他们随时可能发生脑卒中的风险，无论是在院外还是在院内，都将积极采取抗凝治疗措施。这样，即使患者发生脑梗死，其家属也能理解这是疾病本身的风险，而非医疗过错。对于病情特别危重的患者，医务人员需要明确告知他们可能面对的各种风险，同时表达我们会尽最大努力去挽救他们的生命，并安抚家属不安、焦虑的情绪。在这样的沟通过程中，我们不仅要提供医疗信息，更要传递出我们的关心、负责和专业，以建立真正的医患互信，与患者共渡难关。

四、抱怨检查花费多

当患者表达对于检查和花费的抱怨，例如“刚住院几天，还没有吃药，就花了好几千”或“刚刚抽了血，还要抽血”时，这无疑对医患关系的建立造成了影响，而且可能进一步阻碍后续的诊疗活动。那么，如何应对这样的抱怨呢？

首先，医生应始终根据患者的实际诊疗需求来选择合适的检查。例如，如果 X 射线检查能够明确问题，则无须进行 CT 检查；如果患者在一定时间内的既往检查已经能够说明问题，那么也没有必要再次进行检查。这不仅是医疗规范的要求，更是对患者的保护，因为每一次检查都伴随着相应的风险和经济支出。然而，为了明确诊断或印证判断，有时候某些检查是必不可少的。在这种情况下，医生应当事先与患者进行充分的沟通，解释检查的目的和意义，确保患者明白这些检查对于其后续治疗和预后的重要性。同时，医生也应当考虑患者的经济状况和实际支付能力，避免不必要的检查。

其次，当面对患者的抱怨时，医生应首先解释患者症状的可能原因，以及最可能的诊断顺序和风险。然后，详细向患者介绍各种检查手段，从简单到复杂，从无创到有创，从风险低到风险高，从经济到昂贵，逐一解释每个检查的目的、风险和价格。此外，医生还应告知患者每种检查的局限性，以及阳性结果和阴性结果的价值。这样，患者可以充分了解各种检查的特点，从而做出明智的选择。有时候，可能会有多种检查选择，比如怀疑冠心病时，可以选择冠状动脉增强 CT 检查或冠状动脉造影检查。在这种情况下，应明确告知患者这两种检查的共性和差异，包括价格、报销情况、风险和价值，并根据患者的具体情况推荐合适的检查。一定要注意，不能代替患者进行选择。

最后，医生应强调一些检验与检查对明确诊断的必要性。明确诊断是正确治疗的前提。同时，也要让患者明白不同级别的医院对疾病诊断的要求，通常医院级别越高，对诊断和治疗的确定性要求也越严格。要避免不与患者沟通便开出一系列检查，这种流水线式的工作，缺乏温情与人文，即使这些检查是必要的，也要与患者沟通，需要考虑患者的实际支付能力，以免引起患者的误解。一般来说,经过详细的沟通,患者都会理解并配合完成检查。

五、患者突然死亡

死亡是生命的终结,对患者家属来说,这是一个极为沉重且难以接受的结果。在面对患者突然死亡的情况时,医务人员首先要明确患者的死亡是不是意料之中。最复杂和敏感的是意外死亡,因为这往往最容易引发医疗纠纷。

在遇到突发死亡事件时,医务人员应迅速组织讨论和会诊,全面考虑患者可能的各种死亡原因。尽快与家属进行详尽的沟通,告知家属患者死亡的各种可能原因,并对患者家属进行危机干预。我们也要告知患者家属,有些意外死亡是无法预测和控制的,告知家属为了明确死因,建议进行尸体解剖。

通常,由治疗小组组长或者科室负责人与患者家属进行沟通,详细解释患者的病情、诊疗过程和死亡原因,以获得家属的认同和理解。在一些复杂的情况下,我们可能需要建立一个危机应对小组,从多个方面分次与患者家属进行沟通。医疗机构和医务人员在这一过程中需要展现出高度的职业素养和人文关怀。医务人员不仅要提供医疗服务,更需要关注患者家属的心理状态,提供必要的帮助和心理干预,帮助患者家属应对突发的状况,渡过危机。

六、药物不良反应

众所周知,每种药物都有其特定的禁忌和不良反应。在心血管系统疾病的治疗中,由于患者多为老年人,他们常常同时患有多种疾病,因此需要长期服用各种药物。这些药物,无论是单一使用还是联合使用,都有可能产生不良反应,甚至有些反应可能导致严重的后果。例如:他汀类药物,常用于调脂,可能会导致肌痛、肌溶解和肝功能异常;β受体阻滞剂,用于治疗冠心病、高血压或心力衰竭,可能会诱发支气管哮喘或导致严重的心动过缓;阿司匹林,作为临床常用的抗血小板药物,可能会导致过敏,诱发消化道溃疡或出血;利尿剂可能会导致低钾血症、心律失常等。

那么,如何避免因药物不良反应而引发的医疗纠纷呢?医务人员应熟练掌握每种药物的禁忌和不良反应,并在给患者开处方时做好必要的叮嘱。根据患者的具体情况,如适应证、依从性和性价比,选择合适的药物并采取个体化的治疗方案。全面了解患者的用药历史,包括合并用药情况,以及之前用药的反应。告知患者及其家属药物可能的不良反应及其发生概率。这样既能确保患者得到药物治疗,又能防止患者因担心不良反应而中断用药。提醒患者在服药过程中注意观察身体反应,保持与医生的随访联系,一旦有不良反应发生,及时与医生沟通并做出妥善处理。

第七章　不同心脏病患者的沟通

本章重点列出了心血管系统常见病及急危重症患者的沟通要点，这些是心血管医生几乎每天都要面对的事情。心血管病的病情往往具有瞬息万变的特点，有些疾病的预后变数大，诊治过程中会出现病情反复、恶化等，容易引起医患纠纷。初入临床的年轻医生往往会感到无所适从，不知道该如何与患者进行相应的沟通，有时会因为沟通不充分、沟通效果欠佳，引起患者对医务人员丧失信任，导致医患矛盾甚至纠纷的发生。笔者根据自己的沟通经验与教训，从临床出发，针对患者疑问较多的疾病、心血管急危重症、纠纷可能性较高的疾病等进行详细的论述，阐述沟通的内容、沟通方法及技巧等。主要包括以下不同的疾病或状态，虽然不能囊括所有心血管病，也尽可能多地提供心血管病相关的沟通内容与沟通方法，希望能为初入心血管专业的临床医生或医学生提供一些借鉴。

第一节　冠心病

冠心病是一个常被提及的词汇，然而，对于大多数普通人来说，他们对于冠心病的真正含义、发病机制、危害，以及诊断、治疗方法可能并不十分清楚。因此，医务人员有必要以通俗易懂的方式向患者解释这些知识。

首先，需要向患者明确什么是冠心病，解释心绞痛的特点，让患者能够准确描述自己的症状，以便进行准确的诊断。其次，还要解释冠心病的症状和体征，以及与其他疾病的鉴别要点等，帮助患者正确理解自己的病情。在诊断方面，医务人员需要介绍常用的检查方法，如心电图、超声心动图等，并解释这些检查的意义和必要性。一旦确诊冠心病，医务人员还要向患者详细介绍治疗方案，包括药物治疗、生活方式调整、手术治疗等。特别是手术治疗，医务人员需要详细解释冠状动脉旁路移植术和支架置入术的具体操作、两种干预手段的区别和术后管理要点，帮助患者全面了解治疗过程。

当然，在与患者沟通时，医务人员需要运用一些技巧，用通俗易懂的语言解释医学知识，确保患者能够理解并接受治疗方案。需要根据患者的文化背景、地域差异、年龄特点等进行有针对性的沟通，让医患沟通更加顺畅有效。目标是让患者充分了解自己所患疾病的特点和风险，明白治疗的重要性，从而积极配合医生的治疗和建议。以下是笔者根据自己的临床经验总结的与患者沟通的内容，从医学专业的角度上不一定非常确切，但是，在一定程度上体现了所描述医学现象的本质。个人认为值得借鉴的是，我们要达到的主要目的是能够让患者理解所要表达的内容。

（一）冠心病的概念

冠心病是心脏病的一种类型，心脏病有上百种疾病，冠心病为其中之一，为心脏供应血液的动脉叫冠状动脉，它狭窄或者堵塞了，从而引起胸痛、胸闷、心悸甚至心肌梗死、猝死等临床表现，这种疾病被称为“冠状动脉粥样硬化性心脏病”，简称“冠心病”。如果能借助心脏模型及冠状动脉的图谱作为材料进行沟通，就会更直观，则沟通效果就会更好，毕竟一图胜千言。

（二）冠心病的发生机制

冠心病的发生是一个复杂的过程，它与动脉硬化密切相关。随着年龄的增长，人类全身的动脉都会逐渐硬化，这是一个自然的生理过程。然而，当动脉硬化的速度超过年龄增长的速度时，就出现了不正常的情况。特别是供应心肌的冠状动脉，当它们硬化、狭窄到一定程度或堵塞时，就会引发冠心病。轻度的情况下，患者可能会出现心绞痛，而在严重时，可能会发生心肌梗死，这对患者的生命健康造成严重威胁。除了心脏，其他器官也会受到动脉硬化的影响。例如，供应脑组织的血管硬化后，患者可能会出现各种脑部症状，如果血管堵塞，就会发生脑梗死，导致嘴歪眼斜、偏瘫等。这些都是全身动脉粥样硬化在各个器官内的表现。心脏和脑部是人体重要的器官之一，它们对缺血的耐受程度较低。因此，一旦这些器官缺血，就会出现明显的症状，向人们发出警报信号。所以，冠心病不仅是心脏的问题，还是全身动脉硬化在心脏这一器官中的表现。

（三）冠心病的病因

虽然世界医学科学家已经对冠心病进行了长期大量的研究，仍然无法完全确定其确切的发生原因。然而，这并不意味着我们无法预防冠心病的发生。众多研究发现，某些人群具有更高的冠心病风险，包括高血压、糖尿病、高血脂、肥胖等临床异常者，以及有吸烟习惯、缺乏运动和存在冠心病家族史的人群。这些因素并不能直接被称为冠心病的原因，因为它们并非直接的因果关系，而只是增加了患冠心病的风险，医学上称之为“危险因素”。例如，研究表明糖尿病患者中有近 1/3 的人患有冠心病，因此糖尿病被称为冠心病的等危症。这意味着一旦患者患上糖尿病，他们罹患冠心病的风险会显著增加。

高血压、高脂血症和吸烟都会以不同的方式参与冠心病的发生和发展。冠心病是由冠状动脉内膜下脂肪物质的沉积引起的。高血压会对血管内膜造成冲击损伤，使得血液中的脂质成分更容易沉积下来。高血脂患者血液内的脂质含量较高，也更容易形成动脉硬化。吸烟中的有害物质，如焦油和尼古丁，会直接破坏血管内皮细胞，导致脂质沉积。因此，吸烟人群罹患冠心病的风险更高。

如果将血管内膜比作光滑的地面，高血压就像外力增加地面缝隙，高脂血症就像空气中灰尘杂质多，而吸烟则犹如地面上的腐蚀剂。这些因素共同作用，加速了地面的破坏和灰尘沉积。因此，虽然无法完全揭示冠心病的确切发生原因，但通过避免上述危险因素，我们可以在一定程度上预防冠心病的发生和发展。

（四）冠心病的临床表现

冠心病的临床表现多样，取决于冠状动脉狭窄的程度、闭塞的速度和病变的部位。根据传统分类，冠心病大致分为无症状性心肌缺血、心绞痛、心肌梗死、猝死和缺血性心脏病等类型；或者分为急性冠脉综合征与慢性冠脉综合征。

当冠状动脉狭窄程度较轻时，影响到冠状动脉血流供应，心电图能够检测到心肌缺血的存在，但不足以引起明显的临床症状，这种情况被称为无症状性心肌缺血。随着冠状动脉狭窄的进展，缺血程度加重，患者在进行一定强度的活动时，会引发心肌缺血，导致胸痛发作，休息后缓解，这种情况被称为心绞痛。进一步的狭窄会使得患者因为胸痛症状的发生而不得不逐渐减少活动量，称为活动受限。如果冠状动脉狭窄处的斑块破裂，形成血栓，迅速完全堵塞冠状动脉血流，就会导致心肌坏死，即急性心肌梗死。如果堵塞的冠状动脉部位位于关键位置，如左主干、左前降支或大的右冠状动脉的开口部位，后果通常更严重，严重时可导致猝死。当多支冠状动脉狭窄缓慢进展时，随着缺血的加重，其支配的心肌组织代谢逐渐减慢，导致收缩能力丧失。久而久之，心脏的收缩功能受到明显影响，心脏扩大、运动减弱，出现心功能不全的表现，如活动后胸闷、气短、心悸，或水肿、食欲缺乏、消化不良等心力衰竭症状，这就是缺血性心脏病。

总体而言，冠心病的临床表现主要为胸痛，尤其与活动关系密切，常伴随胸闷、心慌、左手臂麻木等。严重者可能出现恶心、呕吐、出汗等症状，且存在较多的变异和个体差异。

（五）冠心病的危害

冠心病对患者带来的危害是多方面的。首先，冠心病轻则会损害患者的劳动能力，因为患者常常由于害怕症状发作而被迫减少活动量，无法从事既往的体力活动，这会给患者的工作和生活带来一定的限制。其次，冠心病重则可能危及患者的生命安全。当冠状动脉狭窄严重或血栓形成时，可能导致心肌梗死或猝死等严重后果，这对患者的生命安全构成直接威胁。最后，一部分冠心病患者还会发生心力衰竭，出现活动后气喘、乏力、水肿等症状，严重影响生活质量。

总体而言，冠心病会对患者的寿命和生活质量造成影响。然而，如果及早进行干预和治疗，可以最小化这些影响。心脏就像汽车的发动机一样，当发动机出现问题时，如果及时处理，不会造成太大影响；但如果处理不当，可能会导致整个汽车早早报废。因此，对于冠心病患者来说，及早就医、规范治疗是至关重要的，可以显著降低冠心病带来的危害。

（六）冠心病的诊断方法

诊断冠心病的方法多种多样，主要包括能够检测心肌缺血、冠状动脉形态血流的检查。其中，心电图是最常用的检查手段，可以在静息状态下了解心脏的电活动。动态心电图则可以长时间监测心脏电活动的变化，对于间歇性心肌缺血的检测尤为有用。运动平板试验通过模拟运动状态，观察心电图变化，以判断患者运动时是否存在心肌缺血。另外，发射计算机断层显像（ECT）可以通过放射性核素检测心肌血流和代谢情况，从而评估心肌的缺血程度。多排螺旋 CT 冠状动脉成像是一种无创性检查方法，可以清晰地显示冠状动脉的形态和走行，对于判断冠状动脉狭窄程度和斑块性质有很大帮助。冠状动脉造影是诊断冠心病的“金标准”，通过插入导管，注入造影剂，在 X 射线下直接观察冠状动脉的血流情况和狭窄程度，可以明确冠心病的诊断。临床医生会根据患者的具体病情，选择合适的检查方法，从无创到有创，从一般到特殊，从代价低到代价高的原则，以准确诊断冠心病。

冠状动脉造影是一种常用的心血管检查技术，用于评估心脏冠状动脉的情况。该检查通过穿刺手臂上的桡动脉或腹股沟部位的股动脉，置入一个鞘管，然后通过一根细管将造影剂注入冠状动脉血管。造影剂是一种 X 射线不能穿透的物质，它可以在 X 射线照射下显示出冠状动脉的形态和血流情况。在冠状动脉造影过程中，医生可以通过显示屏观察到冠状动脉的血流动态影像。这使得心脏介入医生能够根据造影结果详细了解冠状动脉狭窄的具体情况。他们可以观察到哪根血管狭窄、狭窄的部位和程度，以及是否存在冠状动脉钙化、慢血流或冠状动脉畸形等其他异常情况。冠状动脉造影提供了一种准确且可靠的方法来评估冠状动脉病变的程度和范围，为医生制定治疗方案提供了重要依据。

冠状动脉造影（CAG）和冠状动脉增强 CT 都是常用的冠心病诊断方法，它们在某些方面有相似之处，但也存在一些区别。患者常常面临选择哪种检查方法的困惑。下面将对这两种检查方法进行对比分析，以帮助患者更好地理解和选择。对于患者来说，选择哪种检查方法应根据具体情况和医生建议。

（1）费用：冠状动脉增强 CT 的费用相对较低，而冠状动脉造影的费用较高。其次，在创伤性方面，冠状动脉增强 CT 是一种无创检查方法，而冠状动脉造影则属于有创检查。

（2）风险：冠状动脉增强 CT 的风险较低，而冠状动脉造影的风险可能较高。

（3）便捷性：冠状动脉增强 CT 可以在门诊进行，而冠状动脉造影则需要住院进行。

（4）斑块性质评估：冠状动脉增强 CT 可以了解斑块的性质，对于支架置入前风险评估及是否需要预扩张、旋磨等有参考价值。然而，冠状动脉造影无法直接了解斑块性质。

（5）管腔狭窄评估：冠状动脉增强 CT 可以通过图像分析来评估管腔狭窄程度，而冠状动脉造影则可以明确显示管腔狭窄程度和血流快慢。

（6）桥血管观察：冠状动脉增强 CT 可以观察冠状动脉搭桥术（CABG）术后的桥血管情况，辅助桥血管支架置入术。冠状动脉造影也可以观察桥血管情况，但有时候容易漏诊。

(7)慢性闭塞病变评估:冠状动脉增强 CT 可以了解慢性闭塞的血管走行及侧支循环状况,为开通慢性闭塞病变提供信息。

(8)心律限制:冠状动脉增强 CT 不宜用于心律失常的患者,而冠状动脉造影则不受心律的限制。

使用推荐:年轻、危险因素少、症状不典型、怀疑冠心病的患者,以及围绝经期女性等症状不典型且有心电图 ST-T 改变者,可推荐进行冠状动脉增强 CT 检查。对于害怕造影及支架置入术的患者,可以预先推荐冠状动脉增强 CT 了解冠状动脉情况,便于与患者沟通风险并进一步推荐进行冠状动脉造影检查。对于已经明确存在冠心病的患者,建议直接进行冠状动脉造影检查。

总之,冠状动脉造影更适合对冠心病进行确诊和评估狭窄程度,尤其对于有明显症状或高度怀疑冠心病的患者。而冠状动脉增强 CT 可作为冠心病的筛查工具,对于初步了解冠状动脉情况具有一定价值。需要注意的是,这两种检查方法都有一定的风险和限制,应在专业医生的指导下进行选择。患者应向医生详细描述自己的症状和历史,听从医生的建议,并了解检查的利弊,以做出明智的决策。

(七)冠心病的治疗

冠心病的治疗是一个综合性的过程,根据患者的具体病情和冠状动脉造影的结果,医生会制定个体化的治疗方案。一般来说,冠心病的治疗包括药物治疗、介入治疗和冠状动脉搭桥治疗。对于冠状动脉病变不严重、临床症状不明显的患者,可以采取优化药物治疗,比如调脂、抗心肌缺血、抗血栓等。如果冠状动脉病变狭窄较重、临床症状明显,或者关键血管出现严重病变,如左主干、左前降支近端等,患者可能需要进行介入或搭桥治疗。介入治疗是通过导管在冠状动脉内放置支架,扩张狭窄部分,改善血流。而冠状动脉搭桥治疗是通过手术将一段血管移植到冠状动脉上,绕过狭窄部分,恢复血液供应。

对于急性闭塞导致的急性心肌梗死患者,时间就是生命。这类患者需要立即就诊于有胸痛中心的医疗机构,医务人员会争分夺秒地进行再灌注治疗,包括急诊介入和溶栓治疗。有条件的情况下,首选急诊介入治疗,如果没有条件,可以先进行溶栓治疗,后续再转入有介入治疗条件的单位进行介入治疗。在非危急状态下,冠心病患者选择介入治疗还是搭桥治疗,需要根据病变的部位、特点等情况进行评估。如果介入风险高，可能需要选择冠状动脉搭桥术。但搭桥手术也需要对患者的全身情况进行评估。需要强调的是，无论选择介入治疗还是冠状动脉搭桥治疗，优化药物治疗始终是冠心病治疗的基础。在支架置入或冠状动脉搭桥后，患者仍需保持良好的生活习惯，包括戒烟、适量活动、减重等。同时，无论有无症状，抗血小板药物（如阿司匹林）、调脂药（如他汀）等药物治疗仍然是基石。另外，随着心脏康复专业的兴起，心脏康复的理念得到广泛传播。心脏病患者的康复包括多个方面的内容，建议患者参考心脏康复相关资料，全面配合治疗和建议，以提高治疗效果和生活质量。

1. 支架置入术　支架置入术是一种常用的治疗冠心病的方法。当冠状动脉狭窄到一定程度，单纯依靠药物治疗很难增加冠状动脉血流量，心绞痛症状难以缓解，或者在关键部位的血管上存在狭窄，增加致命风险时，需要考虑进行血运重建。在这种情况下，如果冠状动脉病变不复杂或者外科搭桥风险更高，支架置入术成为一种有效的选择。

传统的支架是由特殊的金属合金制成的，经过复杂工艺制作，可以被扩张并固定起来从而支撑血管壁，保持冠状动脉管腔通畅。支架置入术的过程是将支架系统沿着预置到冠状动脉远端的钢丝送至冠状动脉狭窄部位。通过使用压力泵扩张支架球囊，使支架膨胀起来，紧贴血管壁起到支撑作用。这个过程类似于地铁修筑过程中，使用水泥管道支撑隧道，防止周边塌陷。支架的支撑作用可以避免冠状动脉管壁塌陷或弹性回缩导致的短期再狭窄。

2. 支架置入的作用　支架置入主要是开通闭塞的血管或者扩大狭窄的血管管腔，使心肌血流得以恢复，增加缺血部位的血液供应。对于长期处于缺血状态的心肌来说，其冬眠的心肌得到灌注后，会恢复收缩功能，从而改善心功能；对于短期急性血管闭塞所致心肌梗死的患者，血管开通置入支架后其坏死边缘缺血顿抑的心肌，也就是没有来得及坏死的缺血心肌就会被挽救回来，从而避免更多的心肌损失，减缓心力衰竭的发生发展过程。对于局限狭窄所致心绞痛或者活动耐量受限的患者，支架置入后，其血流恢复将改善临床缺血症状，如胸痛、胸闷、心悸症状等。关键部位的血管，如冠状动脉口部病变、左前降支近端病变，一旦发生心血管事件，将会导致灾难性后果，这些患者进行支架置入犹如拆除不定时炸弹，将大大降低心肌梗死、猝死的风险。总之，支架置入治疗一方面可以治疗心绞痛症状，另一方面可以解除心脏风险。

3. 支架置入与冠状动脉搭桥的区别　冠心病的发生源于冠状动脉粥样硬化所致的管腔狭窄，这好比是河道淤塞，河流阻断。支架置入相当于在淤塞的河道内放置管道，使原有河道重新恢复水流；而冠状动脉搭桥则是放弃了原来淤塞的河道，新建一条河流，将上游的水直接引至河道的下游，而无须顾及固有淤塞的河道。这样便容易理解何时采用介入的方法，何时进行外科搭桥治疗比较合适了。如果河道淤塞的范围少，需要放置的管道少的情况下，开通原有淤塞的河道代价低、风险小，则可以开通原有河道，这就是我们所说的置入支架；当河道淤塞部位多，河段长，甚至淤塞的河道内有很多的石头，修整原有淤塞河道的难度大，置入的管道多的情况下，则不如直接再建一条河道接通淤塞段上下游，这就是冠状动脉搭桥。从风险上来说，二者都是对心脏进行操作，风险相当；具体来说，介入属微创操作，出血少，创伤小，无须全身麻醉，无须输血，但是，需要接受 X 射线辐射；冠状动脉搭桥是外科手术，其在开胸、体外循环及全身麻醉下进行，存在创伤大、术后康复时间长、需要输血等缺点，但是，在一些复杂冠状动脉的处理中，其获益明显要比冠状动脉介入治疗高，所以推荐搭桥治疗。当然，具体每一个患者适合何种方法，需要综合的评估，临床医生可以借助现有的研究成果，根据相应的评分，结合患者的具体情况、个人意愿、介入术者及外科搭桥术者的技术水平等，做出相对适合患者的推荐。

4. 支架对人体的影响　目前的冠状动脉支架主要由合金材料制作，其体积小，仅被置入于冠状动脉的特定区域。这种技术已经历多年的实践验证，被公认为有效治疗冠心病的方法。至今，尚无证据显示支架会对人体造成显著的伤害。然而，无论何种医疗方法都会存在一定的局限性。例如，金属支架作为异物长时间存在于体内，有可能引发异物反应。此外，如果内膜细胞长期不能修复，可能会导致支架内部再度狭窄或形成支架内血栓。这些都是我们需要密切关注的。医生将提供详尽的术后管理指导，这对于患者的恢复至关重要。为了克服金属支架可能带来的不良反应，人们已经创新研发了可降解支架，以及药物涂层球囊等技术。这些新的介入治疗方法都是基于传统金属支架置入的治疗基础进行改良与提升，并能针对性地应用于适合的患者和病变部位。

5. 支架置入后日常生活注意事项　对于冠心病患者来说，支架置入或冠状动脉搭桥手术仅仅是临床治愈的手段，而非完全治愈。这是因为一旦确诊为冠心病，该诊断将是持久的，冠状动脉粥样硬化是一个慢性持续的过程。因此，我们需要向患者明确这一点：血运重建只是疏通了当前存在血流不畅的冠状动脉部位，改善了冠状动脉血流和心肌供血，但冠心病发病的基础仍然存在，未来靶血管或非靶血管仍有可能形成斑块并进展。

在支架置入或冠状动脉搭桥手术后，患者需要做好相关工作以维护健康。这包括非药物治疗，如戒烟限酒、适量运动、保持心理平衡，以及控制血压、血糖、血脂等。此外，定期随访，在医生指导下用药和进行康复训练也是必不可少的。

我们特别强调对患者的管理工作，而不仅仅是放置支架。随访工作同样重要，需要医患双方共同参与。这是确保治疗效果的关键，也是我们要反复向患者强调的内容。治疗效果的保持很大程度上依赖患者自身的自我管理和依从性。

在与冠心病患者的沟通过程中，我们需要在入院时、诊疗过程中、每日查房过程中不失时机地进行教育，甚至需要反复讲解。详尽的宣教工作能够使患者更好地了解病情，降低医患隔阂，增进互信，提高依从性，使患者能够积极配合治疗，从而获得长期的良好效果。

冠状动脉血运重建后的患者，我们尤其要强调管理工作，而不是只管放支架，不管随访工作，这一点非常重要，也是要反复向患者强调的内容。这些管理是患者治疗效果的保障，否则，过不了多长时间，患者会再次找到我们诉说，其胸痛症状复发了，这是让人非常沮丧的结果。还要向患者强调，其治疗效果的保持不仅仅是医生，绝大程度上依靠其自身、依靠自我管理，从而增加患者的依从性。

总之，冠心病患者的沟通，需要在入院时、诊疗过程中、每天的查房过程中不失时机地执行，甚至要反复讲解，还要做详尽的宣教工作，这样患者才能够了解病情、减少医患隔阂、增进医患互信、提高依从性，使患者配合治疗，获得长期良好的效果。

第二节　急性心肌梗死

急性心肌梗死是心血管科常见的急危重症，其病情瞬息变化，严重危及患者生命，是需要紧急处理的疾病。在救治过程中患者可能会因原发病或并发症而死亡。所以,该病的沟通过程极为重要,良好的沟通是该病救治的保障。如果沟通不畅,患者不能透彻了解病情,一方面,医生可能面临治疗无法执行的情况,甚至面临医疗纠纷的风险;另一方面,患者由于没有理解最快捷的诊断方法与最合理的治疗,便无法及时选择最合理的诊疗方法,从而贻误病情,甚至造成不可挽回的后果。

急性心肌梗死患者往往发病急骤,症状严重,甚至有濒死感;患者常常有严重的焦虑情绪与恐惧心理;此时,医务人员需要表现出自信与关心,使用坚定而自信的语言与态度进行简洁明了的告知,进行有条不紊、娴熟的抢救工作。让患者尽快解除痛苦,恢复生的希望。

(一)急诊冠状动脉介入治疗患者沟通要点

积极介入,风险降低;犹豫退缩,风险升高!

急性心肌梗死的患者在踏入医院的那一刻起,血运重建的问题就摆在了眼前,甚至在急救车转运至医院的途中就需要考虑是否通过绿色通道直接送至导管室进行闭塞血管的开通。对于高危冠心病患者,风险评估是必不可少的环节,借助相关风险评分,能迅速决定是否立即进行冠状动脉造影。而对于ST段抬高心肌梗死患者,按照指南要求,他们需要尽快接受相应的血运重建治疗。时间的紧迫性和决策的精确性在这类患者的救治中显得格外重要。

对于需接受急诊冠状动脉介入治疗的患者,时间至关重要,“时间就是心肌,时间就是生命”。在救治过程中,我们不应让沟通环节阻碍血管开通的进程。为确保效率,可以安排专人进行谈话,并由专人负责介入操作。与患者家属沟通时,应明确强调风险与受益两点。患者当前处于极度危险的状态,其心脏血管堵塞是根本原因。这种堵塞可能导致更严重的状况,如急性心力衰竭、心脏停搏、心室颤动等恶性心律失常、心源性休克等,这些都可能迅速危及患者生命。

当前的首要任务是开通闭塞的血管,恢复血流灌注,以挽救濒临坏死的心肌细胞,并保存其收缩功能。当然,在开通血管的过程中,我们会竭尽全力保障患者的生命安全。然而,由于疾病处在快速进展并随时可能恶化的阶段,我们无法保证介入操作一定能够成功,家属需要有这方面的思想准备。总体来说,心肌坏死面积越大,治疗难度和介入操作的危险性也相应增加。但是,如果不进行介入操作,不开通闭塞的血管,心肌细胞将全面坏死,风险更大。这就像一栋建筑发生大火,尽管消防车赶到时火势已经很大,损失已经发生,但救火的意义在于挽救尚未损失的财产。同样,介入操作也有可能导致损失,但不进行介入操作,损失将更严重。

总的来说,开通血管是急性心肌梗死治疗的医疗常识,就像着火需要救火一样。这种手段已被证明是有效的,能够降低死亡风险,改善临床结果。我们需要家属的理解与配合,共同面对这场生命的挑战。

(二)告病危的内容

患者在经过急诊介入治疗后被送入病房,或从外院溶栓后转诊至病房,我们需要告知患者家属患者病情的危重性,并告病危,以强化医疗护理工作,并让患者家属知晓患者的危重状态。

在与家属沟通时,我们首先要详细阐述急性心肌梗死的凶险性。由于每个患者的梗死面积、基础体质,以及总缺血时间等因素存在差异,发病后的表现和治疗反应也会各不相同。我们应提醒家属,急性心肌梗死后的死亡原因,通常是由极严重的并发症导致的,包括心脏破裂、恶性心律失常、心力衰竭及心源性休克等。

1. 心脏破裂　心脏破裂是心肌梗死发生后的一种严重并发症。当心肌梗死发生时,心脏的肌肉组织会发生水肿、坏死等变化,使得组织变得脆弱,失去收缩能力。为了维持一定的心输出量,剩余的健康心肌会代偿性增强收缩力。然而,这种代偿性收缩导致心脏收缩不协调,正常心肌与坏死心肌交界处存在剪切力,进而增加心脏破裂的风险。即使是轻微的体力活动,如下床活动、用力排便等,都可能导致心脏负荷增加,从而诱发心脏破裂。当破裂位于心脏的游离壁时,心腔内的血液会迅速填满心包,引发心脏压塞,几乎立即导致死亡,抢救生还的机会非常渺茫。如果破裂位于室间隔,心脏内的血液会从左心室大量分流到右心室,使得心脏负荷急剧增加,进而发生急性心力衰竭。在这种情况下,临床治疗效果往往非常差,死亡率极高。此外,如果心脏的乳头肌断裂,就会导致急性二尖瓣关闭不全,进一步恶化心脏功能,引发急性左心衰竭、急性肺水肿,甚至呼吸衰竭。因此,为确保患者的安全,我们要求患者在一定时间内绝对卧床休息,避免用力排便,防止情绪激动,以降低心脏负荷和剪切力,减少心脏破裂的风险。

2. 恶性心律失常　心脏的正常跳动是由规律且稳定的心脏电活动所维持的,这正是我们通过心电图来了解心脏搏动状况的基础。然而,对于急性心肌梗死患者，由于心肌的坏死和急性应激等原因，心脏内的电活动可能会发生紊乱。在这种情况下，心脏的触发或传导异常可能导致心率过快、过慢，甚至心搏骤停等恶性心律失常状况。这些心律失常状况一旦发生，患者的生命将受到严重威胁，需要立即进行紧急干预和抢救。抢救措施可能包括心肺复苏、电除颤等相关操作治疗，有时甚至需要借助临时起搏器来带动心脏搏动。一部分急性心肌梗死患者会反复发生恶性心律失常，这使得病情急剧恶化。即使积极抢救，仍有可能因病情过重而导致死亡。另一些患者经过抢救后心功能恢复正常，但由于短暂的脑部缺血缺氧，可能导致脑水肿、缺血缺氧性脑病等并发症，进而引发意识障碍，甚至脑卒中。因此，对于急性心肌梗死的患者，我们必须高度警惕并密切观察其心脏电活动，防止并及早发现恶性心律失常的发生，确保患者得到及时的救治和护理。

3. 心力衰竭　心力衰竭是心肌梗死后的严重并发症之一。心肌细胞是心脏的基本构成单元，人类左心室内心肌细胞数量庞大，为 20 亿 ~40 亿个，且这些细胞在人体内几乎无法再生。当心肌梗死发生时，心肌细胞遭受破坏性丧失，随着坏死心肌细胞数量的增加，心功能逐渐下降。如果心肌梗死导致的坏死面积较大，超过一定限度，心脏的输出功能将受到严重影响，从而诱发心力衰竭。当坏死面积更大时，患者会出现严重的心力衰竭，临床上称之为顽固性心力衰竭。这种病症主要表现为低血压、休克、呼吸困难、胸腔积液、腹水及下肢水肿等症状。一部分患者的肾也可能出现水肿、灌注压下降，导致肾功能不全，进而引发多器官功能衰竭，使患者处于极度危重状态，甚至可能导致死亡。在临床上，左前降支近段完全闭塞导致的广泛前壁心肌梗死尤为严重。由于供血范围广泛，坏死面积较大，这类患者常常在发病之初就出现急性心力衰竭和急性肺水肿，病情十分凶险。

4. 心源性休克　心脏是一个泵，把血液源源不断地泵出，把能量与氧气供应至全身。一旦心肌梗死，其泵功能便遭受影响，当上述心力衰竭发生后，如果得不到改善，则全身各脏器能量与氧气供应则得不到满足，这样便会诱发休克。如果这种状态不能尽快改善，则患者几乎不可避免快速死亡。而急性心肌梗死导致的急性泵衰竭患者，即使冠状动脉血运重建后仍然难以在短期内改善心功能。因为，急性心肌梗死所致的心肌坏死，以及“心肌顿抑”，其心功能的下降与缺血的发生几乎同步；而血运重建后心功能的恢复则需要更长的时间；如果不及时采取器械辅助支持，死亡率将超过 50%；那么，临床上常常采用一个叫作主动脉内球囊反搏（IABP）的仪器来提高患者冠状动脉灌注压，减轻心脏负荷，从而改善低血压休克状态，有时候需要与体外膜肺氧合（ECMO）联合使用，从而纠正休克，挽救生命。

5. 其他　除了上述一些并发症外，患者还会发生其他临床危急状况，如急性肾衰竭、急性脑梗死或出血等，有些患者会在急性期内发生应激性溃疡导致的上消化道出血，严重者会出现出血性休克，需要输血；还有些患者会发生急性肺损伤，出现急性呼吸窘迫综合征（ARDS）、呼吸衰竭等。这些并发症与上述并发症一起可以诱发多器官功能衰竭、弥散性血管内凝血（DIC）等严重预后不良的病理生理状态。

（三）急性心肌梗死的发病机制

急性心肌梗死的发病机制主要是冠状动脉内的粥样硬化斑块破裂，形成急性血栓，迅速堵塞冠状动脉管腔，导致该血管支配的心肌组织缺血坏死。在此基础上，心功能下降或诱发各种并发症。这就是临床上所谓的1型心肌梗死。然而，也存在其他机制导致的心肌梗死，例如缺氧、供需矛盾失衡等原因引起的心肌损伤坏死。对于这些原因引起的心肌梗死，治疗主要以原发病治疗为主，而血运重建治疗的紧迫性可能不如1型心肌梗死那么高。因此，了解急性心肌梗死的发病机制对于正确诊断和有效治疗至关重要，可以帮助医生针对患者的具体情况制定合适的治疗方案。

（四）心肌梗死后心力衰竭的预防

心肌梗死后，预防心力衰竭的发生发展至关重要。短期内，挽救濒临坏死的心肌和生命是首要任务；而从长远来看，预防或延缓心力衰竭的过程、降低再次发生心血管事件的风险，对于延长寿命和提高生活质量具有重要意义。由于心肌细胞的不可再生性，坏死心肌的数量直接影响心功能。因此，我们应尽可能挽救有希望存活的心肌。预防心力衰竭的第一步是尽早进行血运重建，以挽救濒临坏死的心肌。时间对于心肌的挽救至关重要，越早进行血运重建，越多的心肌细胞得以保存，未来发生心力衰竭的时间或程度也越能得到控制。此外，预防心力衰竭还应注意入院后的卧床休息，避免过多活动，以减少心肌的延展。尽早使用抗心力衰竭药物也是关键，如血管紧张素受体脑啡肽酶抑制剂、血管紧张素转化酶抑制剂（ACEI）/血管紧张素Ⅱ受体拮抗剂（ARB）类药物、β受体阻滞剂、利尿剂等，并应长期坚持服用。通过这些措施，我们可以有效地预防心肌梗死后心力衰竭的发生，改善患者的预后和生活质量。

（五）心肌梗死患者出院沟通内容

针对急性心肌梗死患者，出院后执行心脏康复计划有利于患者尽早改善情绪、睡眠，以及恢复社会功能。这包括遵循规范的药物处方、合理的运动处方、适合的心理康复处方、个体化的戒烟处方，以及综合控制各种危险因素，如高血压、糖尿病、高脂血症和肥胖等。建议患者采取低脂饮食，避免进食高油脂、高胆固醇的食物。在体力活动方面，半年内，建议只进行轻至中度的体力活动，如散步和缓慢上楼。定期随访可以确保服药的安全性、早期发现与支架相关的并发症、验证治疗的效果并检查危险因素的控制状况。这些因素都将直接影响预后。

第三节　高血压危重症

在临床上，高血压危重症患者往往对高血压的了解相对缺乏。大多数患者可能根本不知道自己患有高血压，或者知道患有高血压但没有进行有效控制或者控制不达标。这些患者通常也不了解高血压的发病过程和靶器官损害的后果，对高血压危重症的理解更是有限。这与我国高血压的“一高三低”现状相吻合，即患病率高、知晓率低、治疗率低、控制率低。

恶性高血压和高血压脑病是临床上较为高危的状态，如果处理不当或治疗不及时，可能导致严重的后果。即使经过积极治疗，部分患者也可能发生脑出血、脑梗死、急性心力衰竭及急性主动脉夹层等严重临床并发症。因此，与这些患者的沟通至关重要，需要让患者了解高血压的危害、目前所处的高血压危重症状态、继发性高血压的鉴别和高血压的长期治疗目标等。当患者意识到疾病的严重性时，他们就能更好地理解心、脑、肾等器官损害的风险，从而避免医患纠纷的发生，这些纠纷可能因信息不对称、理解不足和医疗沟通不足而产生。

在与高血压患者沟通时，主要包括以下内容：①患者目前危重的病情是由于过去对高血压的重视不足，血压没有得到合理控制导致的。②患者的病情可能向两个方向发展：大多数患者经过治疗会稳定下来，但也有一部分患者可能在治疗过程中恶化，出现危及生命的情况。医务人员将努力控制疾病进展，阻止其向恶化方向发展。③患者需要进一步完善相关检查，以明

确是否存在引起高血压的继发性原因。同时,也需要评估靶器官形态和功能,了解是否已导致心、肾、脑、眼等靶器官的损害及损害程度。④此后,患者必须严格、规范地控制高血压,并接受长期监测。这样可以有效避免此类情况再次发生,并延缓靶器官损害的过程。

下面是患者经常询问的问题及医务人员需要重点沟通的信息。

(一)高血压的发生原因

高血压是一种血管病,它发生的原因是动脉血管内血液流动所形成的压力(即压强)超过了正常值。当超过这个数值即收缩压≥140 mmHg 和(或)舒张压≥90 mmHg,便被定义为高血压。注意,这个数值是人为设定的标准,随着医学研究和发展的深入,这个标准可能会有所调整。

目前,高血压的确切发病原因尚不完全清楚,但通常认为是多种因素共同作用的结果。这些因素包括遗传、生活习惯和环境等。每个人的高血压成因可能会有所不同。一些研究表明,基因遗传可能增加高血压的风险。同时,生活习惯如盐摄入过多、缺乏运动等也被认为是高血压发展的重要因素。环境因素如压力、污染等也可能对血压产生影响。从病理生理学的角度来看,高血压的发生是一个复杂的过程。最初,血管内的血流是搏动性的,但随着时间的推移,内皮细胞功能紊乱,平滑肌细胞增生,导致外周血管阻力增加。这种阻力增加会引起血压升高。如果上述改变无法在短时间内得到纠正,高血压的状态可能变得难以逆转。

(二)高血压的危害

高血压对人体造成的危害是广泛而严重的。人体内的血管系统所能承受的压力是有限的,当血压长期超过正常范围,就会导致一系列靶器官病理生理变化。首先,高血压可能导致血管痉挛和微血栓形成。在脑部,这种变化会引起腔隙性脑梗死、大面积脑梗死,或者脑血管破裂导致脑出血等,进而造成脑部缺血、坏死或出血等严重并发症。其次,高血压对心脏也会造成影响。长期高血压使心肌肥厚劳损、心腔扩大,最终导致心功能不全。同时,高血压也是冠状动脉粥样硬化的重要诱发因素,增加冠心病的风险。此外,高血压还会对肾造成损害。早期高血压会引起肾小管功能异常导致多尿,随后逐渐出现蛋白尿,并最终导致肾功能下降,甚至出现尿毒症。除了心、脑、肾等重要器官外,高血压还会引起眼睛的异常,包括青光眼、白内障、玻璃体混浊、眼底血管硬化甚至出血,进而影响视力。

研究显示，高血压患者中有 50% 死于冠心病、心力衰竭，33% 死于脑卒中，10% ~15% 死于肾衰竭。由于高血压在起病初期甚至更长时间内常常无临床症状，患者往往不愿意改变生活方式或服药，从而导致治疗率低、控制率低的现状。总之，需要让患者明白，高血压的危害不容小觑。长期血压控制不佳将增加心、脑、肾、眼等器官损害的风险，进而增加脑卒中、心脏病等疾病的发生率。

（三）恶性高血压的概念

恶性高血压是一种特殊类型的高血压，通常发生在长期高血压患者身上。它是由于各种因素，如精神创伤、情绪变化、过度疲劳、寒冷刺激、气候变化、内分泌失调等，导致周围血管阻力短期内明显增加，血压急剧升高，舒张压持续超过 130 mmHg，并伴随心、脑、肾等重要器官的功能严重损害。恶性高血压起病急骤、病情进展迅速，预后通常不良，发作期一般较短，控制血压后病情可迅速好转，但容易复发。大多数恶性高血压患者如果治疗不及时，可能在 1 年内死亡。然而，在积极有效治疗的情况下，10 年生存率可大于 50% 。大多数患者死于尿毒症、脑出血或心力衰竭。

恶性高血压的临床表现多种多样。眼底检查可能显示视神经盘渗出、水肿、出血等病变。神经系统症状包括头痛、失明、癫痫发作、意识模糊、嗜睡甚至昏迷等。肾受累时，患者可能出现少尿和氮质血症。此外，患者还可能表现出身体虚弱、恶心、呕吐和不适等症状。同时，恶性高血压还可能导致微血管病性溶血性贫血，表现为蛋白尿和血尿。

恶性高血压治疗的目的是尽快将血压降至足以阻止心、脑、肾等靶器官进行性损害的水平，同时避免重要器官灌注不足。这需要综合考虑患者的情况，采取合理的药物治疗和生活方式调整，以保护患者的生命安全和健康。

（四）高血压脑病的概念

高血压脑病是一种由血压骤然升高引起的中枢神经系统功能障碍。正常情况下，脑组织内的小动脉血管通过收缩和扩张来调节压力，确保脑灌注的稳定性。当血压迅速上升，超过脑血管的自身调节能力时，这种平衡就会被打破。脑血管无法有效收缩，导致大量血液流涌入脑组织，进而导致局限性或弥漫性脑水肿，引发一系列症状，如头晕、头痛、烦躁、谵妄、恶心、呕吐等。高血压脑病是一种病情危重的状况，需要迅速治疗。如果及时治疗，病情可以得到缓解，避免广泛而严重的脑功能损害。否则，可能会导致严重后遗症，甚至危及生命。本病对降压治疗反应敏感，当血压得到有效控制后，患者的病情会迅速好转，预后通常良好。然而，预后的好坏也取决于早期诊断的准确性和治疗时机的选择。如果降压治疗不及时，或者忽视对心、脑、肾的保护，患者在 1 年内的死亡率可达到 80%，5 年内死亡率更是高达 99%，主要死因包括心功能不全、心肌梗死、尿毒症、脑出血等。因此，对于高血压脑病，早期识别和及时治疗都是至关重要的。

（五）继发性高血压的概念

继发性高血压是指那些能够明确查到病因的高血压。与原发性高血压不同，继发性高血压是由某种疾病引起的，这意味着高血压只是这个潜在疾病的症状。因此，对于继发性高血压的患者，治疗的关键是诊断并治疗原发病因，而不是仅仅控制血压。临床上，只有一小部分患者属于继发性高血压，大部分患者的高血压是原发性的，无法找到明确的病因。因此，对于高血压患者，尤其是那些出现高血压危重症状的患者，进行继发性高血压的筛查显得尤为重要。

继发性高血压的一些线索或特征：①发病时年轻；②血压极度升高，超过180/110 mmHg；③存在靶器官损害，如眼底二级以上病变、心脏增大或左室肥大；④伴有无诱因低钾血症、腹部杂音、血压波动伴心动过速、出汗、震颤等症状；⑤有肾病家族史；⑥常规治疗效果差。如果患者呈现上述一种或多种表现，建议进行继发性高血压的筛查。常见的继发性高血压原因包括肾动脉狭窄、肾病、肾上腺疾病、内分泌疾病等。这些病因可以通过血液生化检查和影像学检查来发现线索，进一步确定诊断并指导治疗。

（六）高血压的治疗方法

高血压的治疗是综合性的，涉及药物治疗和生活方式的调整。以下是治疗高血压的常用方法。①药物治疗：根据患者的具体情况，医生会开具适当的抗高血压药。务必让患者明白按时按量服药的重要性，不可随意停药、减量或更换药物。②生活方式干预：这是治疗高血压的基础手段，对于原发性高血压患者尤为重要。生活方式的调整包括预防肥胖、控制钠盐的摄入量、保持中等强度的体力活动，以及避免过度饮酒等。这些措施可以一定程度上降低血压，延缓高血压对靶器官的损害。需要特别强调的是，抗高血压药的种类和配伍方式很多，因此治疗需要个体化。医生应从疗效、便捷性，以及支出方面综合考虑，提高患者治疗的依从性，保证治疗的持续性。从而避免或延缓心、肾、脑等脏器的损害。

（七）高血压的预后

在日常医疗实践中，经常会有患者询问：高血压能否被彻底治愈？有些患者在服药后血压恢复至正常水平，误以为自己的高血压治好，便随意停药。因此，要明确告知患者高血压的治疗是一个长期持续的过程。治疗的主要目标是控制血压在正常范围内，以减少对心、脑、肾等靶器官的损害。所以，治疗的核心理念是"控制与管理"，而非"彻底治愈"。原发性高血压通常需要终身管理和控制，目前还无法被完全治愈。对于少数继发性高血压患者，当找到继发病因并进行针对性治疗后，高血压有可能得到根治。

（八）高血压长期服药的原因

原发性高血压目前没有治愈的方法，需要长期服药，一方面帮助患者稳定血压达标，减少症状发作。另一方面，长期服药可以预防心血管病、脑血管疾病、肾病等并发症，防止或延缓其功能异常发展。需要强调高血压通常是一个长期管理的过程，多数患者需要长期服药。在长期血压管理过程中，要随着病情的变化、季节的变化，适时调整药物剂量和种类。

（九）生活方式的调整在高血压治疗中的意义

对于高血压患者来说，药物治疗虽然重要，但生活方式的调整同样不可忽视。生活方式的调整可以作为高血压治疗的辅助手段，有助于控制血压、减缓疾病进程、减少并发症风险。具体来说，生活方式的调整包括饮食调整、增加运动、控制体重、限制酒精摄入等。这些因素都会影响血压水平。例如，饮食中减少钠的摄入可以有效降低血压，而增加富含钾、镁、钙等离子的食物摄入也有助于血压控制。适量运动可以提高心血管健康水平，降低血压。超重和肥胖是高血压的危险因素之一，通过减重可以让血压有所下降。生活方式的调整可以作为高血压治疗的基础手段，它不仅可以帮助患者降低血压，还有助于改善患者整体的健康状况。因此，在高血压的治疗过程中，医生会建议患者积极调整生活方式，以达到更好的治疗效果。

第四节　急性主动脉夹层

急性主动脉夹层是临床上一种灾难性急危重症，发病迅速、病情凶险、死亡率高，目前诊疗水平下，即使在发病后迅速送至医院，积极治疗的前提下，仍然存在很高的死亡率。未予治疗的患者，1/4 以上的患者在发病 24 小时内死亡，半数以上于 1 周内死亡，3/4 以上于 1 个月内死亡，90% 以上于 1 年内死亡（引自《Braunwald 心脏病学——心血管内科学教科书》，第 5 版）。因而，向患者家属说明该病的具体病理机制、临床发展演变过程、可能的并发症、具体治疗方案及其优缺点、该病的预后等非常重要。

（一）急性主动脉夹层的定义、病理及临床表现

急性主动脉夹层是一种严重的血管疾病，其发生与人体内大动脉的结构有密切关系。笼统来说，大动脉主要由内膜、中膜和外膜等多层结构组成，这些层次在正常情况下黏附得非常牢固。然而，长期过高的血压或血压波动幅度大可以对大血管的内膜层造成冲击，导致其撕裂。一旦内膜撕裂，血液会进入由内膜及内膜下组织形成的假腔内，并在血流压力的作用下，继续向血管远端撕裂。这种撕裂的内膜可能会阻塞大血管分支，如冠状动脉、左锁骨下动脉、左颈总动脉、头臂干、腹腔干、肾动脉等导致相应脏器缺血坏死，引发一系列并发症及临床症状，如急性心肌梗死、急性脑卒中、急性内脏缺血、肢体缺血等临床事件。患者可能出现晕厥、胸腔积液、肠梗阻、胰腺炎、肝损伤、急性肾衰竭、无尿、下肢瘫痪等症状。如果撕裂逆向进入升主动脉，血液可能进入心包内，引发心包积血和心脏压塞，甚至猝死。另外，血液进入中膜并冲破中膜和外膜，可能导致大血管破裂，使患者迅速死亡。

需要强调的是，由于主动脉壁内分布着丰富的神经，急性主动脉夹层的患者由于主动脉壁内膜撕裂，常常会出现剧烈的撕裂样疼痛。这种疼痛使患者感到惊恐、痛苦不堪，并产生濒死感。这种致命的疼痛还会导致原本升高的血压进一步上升，心率加速，进而加剧撕裂进展。这种血压高—撕裂—疼痛—血压更高的恶性循环正是该疾病的凶险之处。

（二）为什么说急性主动脉夹层是一种灾难性急危重症

灾难常常与那些势不可挡、人力无法抗拒的自然现象相联系，比如雪崩

和地震，它们来袭时凶猛、破坏力巨大。与此相似，急性主动脉夹层也表现出灾难性特质。这是一种极其凶险的疾病，其高死亡率使之被称为灾难性急危重症。病情恶化迅速，如心脏压塞在短期内发生，可迅速致命；夹层破裂导致的大出血也可以在瞬间耗尽血管内的血液，使患者丧失生命。事实上，大多数患者在发病后短期内因各种原因而死亡，甚至无法到达医疗机构，或者无法明确诊断而猝死，一部分幸运的患者在医疗支持下能够存活。

这种疾病的不确定性也增加了它的灾难性。就像一座即将喷发的火山，随时都有可能爆发，一旦喷发，便无法收拾。然而，火山也有可能逐渐稳定下来，不再喷发。医生在治疗该病的过程中也面临着巨大的挑战。尽管医疗机构会尽力挽救患者生命，但往往难以预测和掌控疾病的最终走向。有时，医生可能只能眼睁睁地看着患者突然死亡，而无法采取有效的救治措施。

因此，急性主动脉夹层的预后很大程度上取决于疾病的临床特点。如果患者的高血压容易控制，撕裂范围小，疼痛不剧烈，那么生存的概率就会更大。相反，如果疾病发作时疼痛剧烈，撕裂范围广泛，累及多个脏器，临床出现高热，血压升高严重且难以控制等症状，那么预后就会极差。所以说，急性主动脉夹层是一种具有灾难性特质的急危重症。

（三）主动脉夹层的治疗方案及其优缺点

主动脉夹层是一种大血管的破坏性疾病，其治疗目标主要集中在阻止夹层血肿的进一步发展，加固大动脉从而防止破裂，封闭夹层以减少血肿对大动脉分支的影响，并缓解脏器的缺血状况。治疗方案可以归结为以下3个方面。

（1）内科治疗：包括镇痛、镇静；控制血压与心率。患者的疼痛是异常剧烈、难以忍受的，一般需要使用吗啡进行镇痛，同时，需要镇静，才能够使患者稳定下来；从而避免血压的继续升高。另外，需要尽快控制血压与心率，在主动脉夹层中，降低血压与心率可以减少血流对血管壁的冲击力度与频率，这类似于减少海潮的冲击力度和频率以防止海堤溃败，从而降低继续撕裂的动力及血管破裂的风险。

（2）介入治疗：这是一种微创方法，通过外周动脉（通常为股动脉）送入覆膜大支架系统进行治疗。大支架的外部覆盖有一层由特殊材料制成的布，可在支架释放时堵住撕裂入口，避免夹层进一步撕裂，并逐渐愈合。这种方法创伤小，疗效确切，适用于一部分解剖结构合适的夹层患者。

(3)外科血管置换术：当患者不适合覆膜支架治疗时，可采用外科开胸的方法，使用人工血管更换已经撕裂的大动脉。这种方法创伤大，手术死亡率高，并发症发生率高。然而，它仍然是累及升主动脉的急性夹层的首选治疗方法。此外，还有一些临床情况需要进行外科手术，如进展性的重要脏器损害、动脉破裂或接近破裂、严重主动脉瓣反流、逆行进展至升主动脉，以及由马方综合征基础病引起的主动脉夹层等。

还有杂交手术，即外科进行部分主动脉的更换，介入大支架加固降主动脉，这样治疗兼顾了安全与有效。因此，针对不同病情和患者的大血管具体病理条件，治疗方案有所不同。每种治疗方案都有其优缺点，需要根据患者的具体情况进行综合评估和选择。

(四)主动脉夹层的预后

主动脉夹层预后多样，一部分患者突然发病，来不及送医或者到达医院未经明确诊断便死亡。一部分患者即便在短期内接受了一些治疗，仍可能突然死亡。临床上有一些患者发病后未在意，没有及时到医院就诊而存活下来，成为慢性夹层患者，对于这些慢性患者而言，他们的交感神经激活已经稳定下来，也没有显著的疼痛，那么其生存率都相对较高。有些患者在早期治疗后，病情可能得到控制，暂时稳定下来。但是，晚期可能会出现严重的并发症，包括主动脉瓣反流、夹层复发、动脉瘤形成或破裂等，这些都可能对患者的生命构成威胁。还有一部分患者，他们经过临床严密的治疗，包括药物治疗、覆膜支架置入或外科血管置换治疗，有幸存活下来。这些患者的5年生存率在75%～82%。对于这样的患者，笔者往往告诉患者家属，那是老天的眷顾，加上患者个人造化得来的。以此强调该病医疗干预仅仅是患者生存的一部分原因，还有一些因素，医务人员也难以控制。

(五)主动脉夹层患者出院后的注意事项

经历了一场生死的挣扎、痛苦与治疗后，一部分主动脉夹层患者终于赢得了康复出院的机会，他们此时会有一种劫后余生的感觉。然而，出院后的他们可能会感到无所适从。在这个关键时刻，我们有必要进行一些宣教，以确保患者能够正确地进行后续的自我管理和康复。首先，需要告知患者，尽管他们已经度过了最艰难的时期，但后续的血压控制仍然非常关键。研究表明，血压控制不佳的夹层患者动脉破裂的风险是良好控制组的10倍。因此，严格控制血压是患者出院后的重要任务。其次，随访体检也是非常重要的。患者需要定期进行超声检查、CT扫描、胸部拍片等，以了解夹层的愈合情况。对于接受覆膜支架置入的患者，还需要检查是否发生不同类型的内漏。这些体检能够帮助医生和患者及时了解病情的变化，从而采取必要的干预措施。最后，患者需要了解，主动脉夹层出院后的2年内是危险性最高的时期，而后风险会逐步降低。因此，前2年的随访和危险因素的控制至关重要。患者应与医生保持密切的联系，按照医生的建议进行随访和治疗，以确保康复过程顺利。

第五节　感染性心内膜炎

感染性心内膜炎是一种由细菌在心脏内膜寄生并繁殖引起的感染性疾病，其主要病理特点是心脏瓣膜的赘生物形成。这些赘生物是由纤维素构成的疏松骨架，其中包含了大量的致病性微生物和部分炎症细胞与血栓。令人担忧的是，这些赘生物碎片可能脱落并转移到其他部位，导致栓塞，同时其中的病原微生物还会在局部引发血源性种植。该病治疗起来相当困难，这是由于抗生素往往难以完全清除藏在赘生物中的微生物，一旦药物浓度下降，细菌再次繁殖入血，病情反复迁延。

对于患者和家属来说，感染性心内膜炎是一种非常消耗精力、时间和金钱的疾病。患者会反复发热，饮食和睡眠受到很大影响，导致家属感到焦虑和不安。患者往往是家庭的重要支柱或刚刚成年的年轻人，家属需要付出大量金钱和精力，每天的花费可能高达数千元。病情时好时坏或恶化，可能导致患者对治疗失去信心，对医生的能力产生怀疑，尤其是当新的并发症出现时。一旦出现顽固的心力衰竭，患者的预后将非常不良。

在与患者和家属沟通时，我们需要以委婉但客观的方式告知他们该病的特点和治疗方案，明确其中利害。对于心理承受能力较弱的患者和家属，我们可以逐步告知病情的真相，介绍疾病发生原因和发展过程，说明可能的发展过程和相对不良的预后。但是，我们也要注意给出成功的治疗案例，鼓励患者和家属保持信心，克服困难，配合治疗。

具体的沟通内容应包括感染性心内膜炎的概念、发展过程、诊断要点及反复做血培养的必要性、治疗的困难性和抗生素的不良反应、预后及预防等。总的来说,我们要强调这种疾病的凶险性、病程的反复性,以及它可能导致器官功能损害。同时,也要提醒患者和家属做好持久战的准备,包括可能的高额花费。通过充分的沟通和理解,希望能够帮助患者和家属更好地面对这一疾病。

(一)感染性心内膜炎的概念

正常情况下,人的心血管系统是一个密闭的系统,其中的血液在心脏泵作用下沿着固定的方向在血管内反复循环,周而复始。这个系统有一些特点:①系统的内皮是非常光滑的;②系统内部是无菌的;③系统具有强大的抗菌、灭菌功能。即使在某些异常情况下,有些细菌进入血液系统,则会在血液内的免疫系统的作用下被消灭。但是,如果碰巧心血管内皮尤其是心脏瓣膜周围有损伤,导致不光滑了,如存在瓣膜病、先天性心脏病等;碰巧有细菌进入血液,那么,这些入血的细菌则会在内膜损伤处附着并定植,而后繁殖起来,导致局部炎症反应,形成赘生物;细菌繁殖后沿着血流的方向进入各个脏器引起栓塞,并局部繁殖,引起系统脏器感染,这就是感染性心内膜炎。简单来说,就是在瓣膜病或先天性心脏病等基础上,心内膜受损这一特殊情况下,特殊细菌在心脏及血管系统内部繁殖并沿血管传播到各脏器而引起的一种心血管系统感染性及栓塞性疾病。

(二)感染性心内膜炎的发展过程

急性感染性心内膜炎的发展过程是一个复杂而快速的病理生理过程。从微生物进入血液到侵犯心脏引起感染性心内膜炎,一般为 2 周左右。然而,对于围手术期感染的患者,潜伏期可能会长达 2 ~5 个月。临床症状的严重程度差异很大,可以从轻微、无组织损害的感染性赘生物,到致命的感染引起的局部或超出瓣叶范围的破坏。

感染性心内膜炎的主要病理生理过程包括 4 个方面。首先,心内感染会导致局部破坏,病原微生物在心脏内膜处引发炎症,破坏组织结构,进而导致瓣膜的穿孔和严重反流。其次,无菌或化脓的赘生物碎片会脱落,并随血液流动到全身各脏器,引起远处栓塞,导致栓塞症状或进一步的感染。再次,持续存在的菌血症引起远处血源性种植,感染扩散到全身其他部位。最后,机体产生的抗体与病原微生物形成复合物,沉积在肾等部位,导致肾炎等免疫反应。

一旦怀疑患者患有感染性心内膜炎,应尽快进行诊断和治疗。根据药敏试验结果，及早使用敏感的抗生素控制感染，减少赘生物的形成和脱落。同时，对于已经形成的赘生物和并发症，也需要相应的治疗和管理手段，以减少疾病的损害和患者的风险。

（三）感染性心内膜炎的临床表现

感染性心内膜炎的临床表现复杂多样，下面将进行详细阐述。

1. 一般表现　几乎所有患者都会出现发热、潮红、消耗、低蛋白血症、贫血及电解质紊乱等系统性炎症及其相关症状。

2. 心脏表现　感染若累及主动脉瓣或人工瓣膜，便会在瓣膜旁组织形成脓肿，此时，往往引起感染性高热，抗生素治疗效果差。若感染累及心脏传导系统，则表现为各种心律失常，可有心电图异常。若感染进一步侵犯心包，可导致化脓性心包炎。瓣膜结构异常者常可闻及粗糙的心脏杂音；严重瓣膜损害者可能因急性大量的反流导致急性心力衰竭乃至急性肺水肿，使病情急剧恶化。

3. 赘生物所致的全身多器官栓塞表现　临床发生率最多的是栓塞，其症状广泛且难以预测。虽然针对性的抗生素治疗可以降低栓塞的发生率，但仍有一些患者会出现一个或多个部位的栓塞症状。例如，脾栓塞可诱发左上腹痛，肾栓塞可导致两肋腹部疼痛、肉眼或镜下血尿，大脑动脉栓塞可引发脑卒中。

4. 病原体所致的全身播散性感染表现　一部分患者也会存在其他如脾大、外周表现（球结膜及口腔颊、颚黏膜瘀斑、指甲下出血、皮肤结节）等非特异性表现。有些患者还会出现与感染无关的骨骼肌肉症状。

5. 免疫反应性表现　循环系统免疫复合物可能导致肾小球肾炎，引发肾功能不全，表现为氮质血症、肾功能下降、颜面水肿等。

总之，感染性心内膜炎的临床表现多样且复杂，需要医生仔细观察和评估。对于患者而言，及时了解这些可能的表现，有助于在诊疗过程中更好地与医生合作，避免不必要的疑虑和信任危机。

（四）感染性心内膜炎的诊断

感染性心内膜炎的诊断是一个严谨且复杂的过程，由于该疾病的严重性和预后较差的特点，明确诊断，以及采取针对性的治疗措施显得尤为重要。有时候，需要反复做临床检查与检验，才能明确诊断。因而，向患者介绍诊断要点的目的在于让患者了解我们对于该病的诊断过程，因为有些时候临床医生需要做很多的检查,如反复进行心脏彩超、血液培养等检查,从而明确诊断,辅助治疗等。这既是诊断的需要,也是治疗的需要。讲明其中的必要性,更容易取得患者的信任与配合。

感染性心内膜炎的诊断标准包括主要标准和次要标准。

1. 主要标准

(1)血培养阳性:在近期未接受过抗生素治疗的患者血培养阳性率可高达95%以上,其中90%以上患者的阳性结果获自入院后第一日采取的标本。对于未经治疗的亚急性患者,应在第一日间隔1小时采血1次,共3次。如次日未见细菌生长,重复采血3次后开始抗生素治疗。已用过抗生素者,停药2~3天后采血。急性患者应在入院后3小时内每隔1小时采血1次,共取3个血标本后开始治疗。本病的菌血症为持续性,无须在体温升高时采血。

(2)心内膜受累的证据:用超声心动图检查心内膜受累证据,有以下超声心动图的征象之一。①附着于瓣膜或瓣膜装置,或心脏大血管内膜,或人工瓣膜上的赘生物;②心内脓肿;③瓣膜穿孔、人工瓣膜开裂或瓣膜腱索断裂造成的瓣膜反流。

2. 次要标准

(1)易感因素:易于感染心脏瓣膜的基础疾病,如基础心血管病、糖尿病、免疫抑制状态和既往感染性心内膜炎病史等。

(2)发热:体温≥38 ℃。

(3)血管征象:重要动脉栓塞、感染性肺梗死、真菌性动脉瘤、颅内出血、结膜出血和詹韦损害。

(4)免疫学征象:肾小球肾炎、奥斯勒结节、罗特斑和类风湿因子阳性。

(5)微生物学证据:血培养阳性,但未符合主要标准中的2项。

在确诊感染性心内膜炎时,必须满足至少2项主要标准,或者1项主要标准加上3项次要标准,或者满足5项次要标准。这些标准的满足程度可以帮助医生准确诊断感染性心内膜炎。

(五)感染性心内膜炎治疗的难点

治疗感染性心内膜炎的确是一项相当棘手的任务,其中涉及多方面的因素和挑战。以下是笔者总结的原因。

1. 治疗决策的矛盾性　在治疗过程中,医生经常面临矛盾性的决策。

例如，合适的抗生素及其用量是一个关键问题。往往需要用大量抗生素，患者感染才可能得到控制，但这可能恶化已经存在异常的肝、肾功能。另外，对于主动脉或者二尖瓣受损引起的瓣膜关闭不全是否需要外科干预及其干预时机也是一个棘手的问题。若不进行干预，患者心力衰竭可能会逐步加重；若进行干预，则难以避免感染播散，术后感染加重，导致更严重的后果。这些双重趋避的选择让医生感到投鼠忌器，同时会让患者及其家属陷入非常纠结的困境中。

2. 持续性菌血症引起的迁移性感染　持续性菌血症会导致迁移性感染，使得感染迁延不愈，发热难以控制。这种感染像森林失火一样，稍微有些火种就可能引起整个森林失火。即使通过治疗扑灭了大部分感染，局部隐藏的火种仍可能导致再次燃烧。

3. 瓣叶变形和心功能不全　瓣叶变形、穿孔、腱索断裂等导致的主动脉瓣或者二尖瓣功能不全等因素可导致进行性心力衰竭，甚至进展为顽固性心力衰竭。这种情况下的临床治疗效果往往较差，死亡率较高。

4. 反复发生的赘生物脱落所致的系统性栓塞　这也是治疗感染性心内膜炎棘手的原因之一。反复发生的赘生物脱离可能导致系统性栓塞，表现出复杂多样的临床症状。这种栓塞不可避免且无法预测，让医生与患者感到无能为力，产生无助感。

因此，我们需要适时与患者家属沟通病情，分析各种治疗选择的利弊。同时，我们也要告知家属治疗过程的复杂性和棘手性，使其做好持久战的思想准备，并对可能产生的较高花费有所了解。

（六）感染性心内膜炎外科手术的时机选择

感染性心内膜炎患者的外科手术时机选择往往充满纠结。在急性炎症活动期，手术难度和风险显著增加。这主要归因于患者心脏的一般状况较差，感染严重，组织脆弱，使得手术操作更具挑战性。此外，手术可能导致感染进一步播散，而置换的人工瓣膜作为异物存在，进一步增加了病原体清除的难度。对于部分感染严重、瓣膜结构受损、心脏功能恶化的患者，外科手术可能是唯一可行的选择。在这种情况下，手术是背水一战的决策，是在机体处于极端恶劣的条件下，试图通过外科手术来降低风险的尝试。对所有患者而言，其总体结果是可以挽救一部分患者的生命，一定程度上降低病死率；但也不排除一部分患者病情更加严重，更加难以收拾，以至于急剧恶化。

以下介绍外科指征（引自《Braunwald 心脏病学——心血管内科学教科书》，第5版）。

1. 外科手术的绝对指征

（1）瓣膜功能不全引起的中度到重度充血性心力衰竭。

（2）不稳定的人工瓣膜。

（3）未能控制的感染、持续菌血症、抗生素治疗无效。

（4）真菌性心内膜炎理想治疗后复发。

2. 外科手术的相对指征

（1）瓣膜周围感染的扩展。

（2）金黄色葡萄球菌性心内膜炎（主动脉、二尖瓣、人工瓣膜）。

（3）理想抗菌治疗后复发（自身瓣膜）。

（4）培养阴性心内膜炎伴不能解释的持续发热（≥10 天）。

（5）赘生物体积较大（>10 毫米）。

感染性心内膜炎患者的外科选择应该是慎之又慎的选择，医患双方都应该有相当充分的准备，这种准备包括多方面的。患者家属可能面临的是手术无法下台，下台后症状不缓解，甚至恶化，导致人财两空的悲剧。作为医生，此种手术的患者全身条件及心脏条件与常规的瓣膜置换术患者相比，会有天壤之别，难度可想而知，其存在较大的不可预知的风险。因此，外科手术时需要采取极为谨慎的态度，最好进行科室内，以及科室间缜密的研讨会诊，共同制定周密的外科治疗方案与内科治疗方案，并与患者家属做非常充分的知情同意，方可实施。

（七）感染性心内膜炎的转归

感染性心内膜炎的转归受到多种因素的影响。在多数感染性心内膜炎患者，包括人工瓣膜心内膜炎患者在内，经过1周的有效治疗后，体温通常能够恢复正常。大约75%的患者在治疗1周后无发热，90%的患者在治疗2周后无发热。然而，如果患者在治疗开始7～10天后仍持续或反复发热，这可能预示着存在并发症的风险，并且与死亡率的升高相关。一些特定的因素，如心力衰竭、脓肿、金黄色葡萄球菌感染和肾功能不全等，也与术后死亡率的增加有关。

对于反复发热的患者，需要进一步检查是否存在心内并发症、心外局灶化脓性并发症、间歇性院内感染、反复的肺栓塞，以及基础性疾病等。这些并发症对患者的康复和预后产生不良影响。值得注意的是,感染性心内膜炎存在一定程度的复发率,尤其是在首次发病后的1年内复发的可能性较高。静脉吸毒是反复感染性心内膜炎的一个常见因素。

因此,患者出院后的随访和监测至关重要。患者应定期到医院进行检查,以确保病情的稳定。一旦出现发热等症状,应尽快就医并接受诊治,以防止漏诊复发的诊断。通过及时的随访和干预,可以降低感染性心内膜炎的复发风险,并改善患者的预后。

第六节　顽固性心力衰竭

顽固性心力衰竭患者心脏功能往往不可逆转,最终因泵衰竭或心律失常而死亡。其治疗的主要目标应是阻止心力衰竭进一步恶化,预防猝死的发生。这些患者一般经历了反复的住院,他们往往对治疗的信心不足,同时,也担忧自己的经济状态及对家庭的负担。相当比例的患者产生抑郁和悲观的情绪。另外,由于长期陪护和照料患者,其家属也会变得焦躁与不安,乃至于对医疗效果失去耐心。

医务人员不仅需要为患者提供专业的诊疗服务,更需要充分理解并同情患者的困境,积极安抚患者及其家属的情绪。需要让患者明白,医务人员会努力挽救其生命,减少其痛苦,但不良的预后是疾病发展的自然过程。医生的工作只是延缓心力衰竭的进程,而难以改变其最终的发展结果。为了确保患者和家属能充分理解这一点,医务人员需要与患者及其家属进行深入的沟通,确保他们充分了解心力衰竭的相关知识,包括其心力衰竭的概念、发展过程、临床症状、治疗方法及预后等。若沟通不足,患者可能会因为期望过高而产生失望,进而质疑医务人员的诊疗技术,甚至可能产生过激行为或抱怨。因此,医务人员必须认真对待每一位患者,积极关心、同情、抚慰患者,努力了解患者及家属的想法和困难,为他们提供必要的帮助和支持,让他们真切地感受到医务人员的温暖和爱心。

(一)心力衰竭的概念

心力衰竭是各种心脏病如冠心病、高血压、瓣膜病等与一些非心脏疾病,如甲状腺功能亢进症、贫血、缺氧、维生素缺乏等因素而导致的心肌坏死、凋亡,进而引发心脏收缩或舒张功能异常,导致心功能下降和心输出不足的一种病理状态。它并非独立的疾病,而是心脏病引发的一种功能性异常。深入探究其机制,已经发现心力衰竭患者体内发生了涉及神经、免疫、内分泌、分子生物学甚至基因层面的复杂变化。

慢性心力衰竭是一个慢性、进展性的心功能失调状态。强调心力衰竭既是一种状态又是一个过程,从治疗的角度上来说,具有非常重要的意义。一旦确诊心力衰竭,无论病情处于哪个阶段,都应积极干预。积极的治疗不仅能够延长患者寿命,还能显著提高患者的生活质量,改善预后。

(二)心力衰竭的症状

心力衰竭的症状多样,了解这些症状对于患者和家属来说有助于他们更好地理解疾病的发生发展过程。当心脏病导致心力衰竭时,常会出现器官灌注不足和静脉系统淤血的表现。具体来说,周围循环灌注不足可能导致血压降低、头晕、嗜睡、注意力不足等脑灌注不足的症状,以及少尿、无尿、肾功能异常等肾灌注不足的症状。此外,患者可能出现乏力、皮肤苍白或发绀等外周灌注不足的症状。另一方面,静脉系统淤血可表现为肺循环淤血和体循环淤血。肺循环淤血的症状包括呼吸困难、肺水肿、胸腔积液等,而体循环淤血则可能导致胃肠道功能下降、食欲缺乏、肝脾大、腹水、下肢水肿等症状。这些症状都是由血流动力学异常引起的。值得注意的是,一部分心力衰竭患者在疾病发展到严重阶段时,还可能出现恶性心律失常、猝死、多器官功能衰竭等危重症状,其中肾衰竭和呼吸衰竭是较常见的终末器官衰竭表现。这些症状往往是心力衰竭患者生命终结的方式。

(三)心力衰竭的发展过程

心力衰竭的发展过程是一个复杂而多方面的演变过程,它与原发病的发展密切相关。随着时间的推移,心力衰竭的程度逐渐加重,其加重的速度与原发病的关系十分密切。患者的生存率随着心力衰竭的加重逐渐下降,且下降速度逐渐加快。在这个过程中,一部分患者可能会因为猝死而突然失去生命,而且猝死的发生率随心力衰竭的加重而上升。另一部分患者可能由于恶性心律失常、肾功能异常或泵衰竭而死亡。所谓的泵衰竭,指的是心脏彻底衰竭而无法再收缩跳动,就像灯油耗尽,灯光自然熄灭一样。

在心力衰竭的诊治过程中,大多数患者的经历都相似。通常,一些基础心脏病如冠心病、瓣膜病、心肌病等首先导致心功能异常。然后,由某种诱因，如感染或劳累等，诱发心力衰竭急性发作。患者入院后经过相应的治疗，临床症状得到缓解，然后出院继续慢性心力衰竭的院外治疗。然而，每一次心力衰竭发作，心功能都会经历一次急剧的失衡。尽管治疗后心功能得到一定程度的提升，失衡得以缓解，但心功能却难以完全恢复到以前的水平。临床流行病学研究显示，一旦有临床症状的心力衰竭发生，患者每年住院的次数会逐渐增加，每次住院的时间也会逐渐延长，而临床治疗的效果会一次不如一次。直到某一次住院，患者的生命可能会因上述原因而终止。

值得注意的是，心力衰竭的发生过程可长可短，这主要与基础病及其严重程度有关。例如，高血压患者可能在数十年后出现心功能的异常；而心肌梗死如果面积大，则很快就可能导致心力衰竭。如果梗死面积小，则心功能下降的速度相对较慢。瓣膜病和心肌病等也有各自不同的心力衰竭发病过程和特点。因此，对于心力衰竭的管理和治疗，需要根据患者的具体情况进行个体化的方案设计和调整。

（四）心力衰竭的治疗及预后

心力衰竭的治疗是综合的，涉及多个方面。首先，根本的治疗在于针对基础病进行干预。对于冠心病患者，可以通过血运重建来纠正心肌缺血，从而改善心功能。对于瓣膜病患者，可以进行瓣膜的修复或置换等手术，以纠正瓣膜狭窄与反流，提升心功能。这些基础病的治疗是预防和治疗心力衰竭的关键措施。因此，心力衰竭治疗的关口需要前移，危险因素需要得到良好控制。甚至对于那些没有心力衰竭临床症状但心脏已经受损的患者，也需要进行规范的治疗。

对于有临床心力衰竭症状的患者，治疗方法包括药物治疗与器械治疗。药物治疗的基本策略是控制血容量，改善心脏前负荷；扩张外周血管，降低后负荷。同时，还需要针对心力衰竭的代偿机制进行干预，如抑制交感神经系统激活和肾素-血管紧张素-醛固酮系统的激活等。此外，部分患者心脏扩大，存在心脏神经传导异常，导致心脏收缩不同步。对于这些问题，可以采用三腔起搏器，使心脏同步收缩，也就是所谓的心脏再同步化治疗。

至于心力衰竭的预后，它很大程度上取决于基础病的严重程度，以及临床症状的严重程度。一旦出现有症状的心力衰竭，患者的 5 年生存率与常见的恶性肿瘤相仿，这表明心力衰竭的预后相对较差。早期发现、及时干预心力衰竭的危险因素和规范治疗对于改善心力衰竭患者的预后具有重要意义。

(五)顽固性心力衰竭的特点

顽固性心力衰竭,又称难治性心力衰竭,代表了心力衰竭的终末阶段,这是一个充满挑战的临床状况。在这个阶段,心脏泵功能严重衰竭,导致器官灌注与器官淤血之间的平衡难以维持。为了满足器官的灌注需求,常常会出现静脉淤血和水肿的状况。然而,当水肿得到控制时,由于心排血量低下,组织灌注不足的问题又会出现。脑灌注不足时,患者常出现头晕、精神不振、昏沉等症状。此外,由于器官灌注不足、缺氧、组织水肿等原因,顽固性心力衰竭患者常合并肾功能异常、呼吸衰竭等严重并发症,进一步恶化了心功能。

在这个阶段,患者的心功能已经接近崩溃,非常脆弱。即使是轻微的体力活动、稍微快速的输液或者多饮一些水,都可能诱发急性肺水肿、严重的呼吸困难,甚至呼吸衰竭。

顽固性心力衰竭的治疗效果往往不佳。一般而言,对于常规的心力衰竭,限制液体摄入、利尿、扩血管和强心等治疗,往往能够减轻水肿、改善症状。然而,在顽固性心力衰竭的情况下,这些常规治疗往往难以奏效,难以纠正水肿、低心排血量和肾功能不全等问题。通常需要使用包括扩血管药、利尿剂、强心剂、吗啡等多种药物,且需要反复、足量使用才能缓解症状。然而,缓解期通常很短暂,症状很快会再次出现。

一旦患者发展到顽固性心力衰竭阶段,预后往往不佳。这表明患者已经进入心力衰竭的快速恶化通道,处于生命危险的边缘。即使通过一些治疗方法勉强维持平衡,也很难逆转病情。此期的患者往往难以挽救,容易出现恶性心律失常、泵衰竭、猝死等并发症,即使及时发现并积极抢救,成功挽回的机会也相当渺茫。通常情况下,患者在短时间内就会因为泵衰竭、恶性心律失常,以及多器官功能衰竭而死亡。

(六)顽固性心力衰竭的沟通

与顽固性心力衰竭患者进行沟通时,医务人员首先需要全面了解患者的社会关系、家庭成员,以及他们与患者之间的亲情关系。这样有助于更准确地评估患者的需求和家属的期望。

考虑到顽固性心力衰竭往往预示着生命的终结,对患者家属进行临终关怀方面的教育是至关重要的。这种教育可以帮助家属减轻焦虑和不安,更好地面对即将到来的告别。医务人员要真诚地同情并理解患者家属,对他们的合理要求表示理解与支持。同时，还要详细讲解在患者临终时，医疗团队会如何尽最大努力减轻其痛苦，减少其恐惧与挣扎。

此外，一个特别敏感但需要讨论的话题是临终时是否进行气管插管及体外心肺复苏。受传统观念影响，这通常是一个难以启齿的问题。患者家属可能心存矛盾，既希望通过抢救延长患者生命，又希望避免无谓的医疗伤害。因此，医务人员需要向患者家属说明终末期心脏病的表现，以及抢救成功率极低的现实。要解释气管插管和体外心肺复苏是生命抢救的一种手段，对于有生命潜力的患者可能是必要的，但对于泵衰竭、肾衰竭及呼吸衰竭的终末期心力衰竭患者，这些措施可能只会增加患者的痛苦而无法改变结果。

在法律和伦理框架内，医务人员有责任进行充分的告知，并确保患者家属完全知情并同意所选择的治疗方案。最终的选择应该由患者和其家属做出，医生可以提供建议，但不能代替他们做出决定。这样的沟通有助于医患之间建立更深的信任，也有助于患者在生命的最后阶段得到更好的关怀和尊重。

第七节　急性肺动脉栓塞

急性肺动脉栓塞是一种由肺动脉急性堵塞引发的全身缺氧反应及血流动力学崩溃的临床急症。其堵塞的主要原因通常是血栓，但在少数情况下，也可能是由其他物质导致的栓塞，例如脂肪或羊水等。血栓的来源主要有两种：一是体循环静脉的血栓随血流到达肺动脉，其中下肢深静脉血栓最常见；二是某些因素导致的原位血栓形成。此外，肺动脉栓塞与原发性高凝状态及获得性血栓形成因素有关联。肺动脉栓塞的临床表现差异很大，轻者几乎没有症状，或仅出现轻微的胸闷、心悸，而重者会出现呼吸衰竭、心力衰竭，甚至猝死。因此，对于这种疾病的诊断和临床风险评估显得尤为重要。

然而，肺动脉栓塞是一种易被误诊漏诊的疾病。这主要是因为其临床表现往往不典型，缺乏明显的特异性，而且具有隐袭性。如果临床医生的警惕性不足，或肺动脉增强 CT 影像诊断的开展水平有限，那么肺动脉栓塞的鉴别可能会被遗漏，导致无法及时明确诊断。近年来，随着胸痛中心建设的推进，以及临床培训和医师对急性胸痛救治水平的提升，肺动脉栓塞的检出率也得到了大幅提高。

针对肺动脉栓塞，医生需要反复与患者家属沟通病情的风险及后续的诊疗措施，确保他们充分了解疾病的严重性，以及可能的猝死等不良预后。沟通内容应包括肺动脉栓塞的概念、原因、诊治要点、风险评估、临床分型、治疗选择和预后，以及出院后的注意事项。

（一）肺动脉栓塞的概念及病因

肺动脉栓塞，顾名思义，是由肺动脉栓塞导致的疾病。关于其成因，可以追溯到1856年Virchow提出的静脉血栓形成三要素，这些要素至今仍然受到广泛认可。这3个要素包括血管壁的局部损伤、高凝状态和血液瘀滞。这些要素同样参与了肺动脉栓塞的形成。

肺动脉栓塞的病因主要归结为原发性高凝状态和获得性血栓形成。一个值得注意的病因与基因异常有关，这种异常导致活化的蛋白C抵抗，进而呈现高凝状态，使患者更容易发生肺动脉栓塞。关于这种基因突变的确切机制仍是一个有待研究的领域。引发肺动脉栓塞的病因和诱因是多种多样的，肥胖、高龄、缺乏活动、口服避孕药、中心静脉管留置、妊娠、外科手术后、产后、肿瘤、脑卒中或脊髓损伤等都被认为是肺动脉栓塞的高危因素。

总体来说，任何影响血栓形成三要素的临床异常都有可能促使静脉血栓的形成，尤其是下肢深静脉血栓。这些血栓可通过静脉循环进入肺部，导致肺动脉栓塞。

（二）肺动脉栓塞的临床表现

肺动脉栓塞的临床表现因其发生的速度和肺动脉堵塞的程度而差异巨大。在轻微的情况下，患者可能几乎没有明显的症状，而在严重的情况下，患者可能面临猝死的风险。

肺动脉栓塞会引发一系列病理生理改变。这些改变包括肺血管阻力增加、无效腔样通气增加导致低氧血症和二氧化碳潴留、刺激性受体反射性兴奋导致过度换气、支气管收缩导致气道阻力增加，以及肺水肿、肺出血、肺泡表面活性物质减少导致肺顺应性降低。这些病理生理改变可能导致呼吸功能异常和血流动力学异常等临床表现。

严重肺动脉栓塞会发生右心衰竭。肺血管阻塞程度是决定右心衰竭的最重要因素。阻塞越严重，肺动脉压力越高，进而引发缩血管物质（如5-羟色胺）的释放，反射性肺血管收缩，加之低氧血症进一步增加肺血管阻力，导致肺动脉高压,最终引起右心衰竭。

根据栓子的大小及栓塞面积的多少,可将肺动脉栓塞分为以下几种类型。①巨块型肺动脉栓塞:血栓累及一半以上两侧肺动脉,主要表现为呼吸困难、血压过低,有心源性休克的风险,常需使用升压药维持。②中到大块肺动脉栓塞:可导致右心室扩张,活动减弱,此时体循环血压正常。治疗上可考虑溶栓或手术取栓。③轻至中度肺动脉栓塞:体循环压力和肺功能均正常,无明显缺氧及低血压的表现。治疗上需要进行抗凝治疗,有下肢血管放置滤网指征。④肺梗死:栓子通常位于肺动脉分支的外周,邻近胸膜并靠近横膈,梗死发生在栓塞后的 3 ~ 7 天。临床表现包括持续胸痛、偶尔咯血,以及非特异性的表现如发热、白细胞升高等。特异性影像表现中,胸部 CT 可显示楔形梗死征象。

因此,肺动脉栓塞的临床表现复杂多样,要求医者具备较高的警惕性和诊断能力,以确保及时和准确的鉴别诊断。

(三)肺动脉栓塞的风险

肺动脉栓塞的风险因病情的轻重而有很大的差异。轻度肺动脉栓塞患者的症状可能仅表现为活动耐量下降,经过治疗后可以缓解,通常不会出现严重的后果。

然而,重症肺动脉栓塞患者的病情则较危重,可表现为急骤肺动脉高压、顽固性低血压、急性呼吸衰竭、循环衰竭及休克等。肺动脉内的大块血栓会阻碍肺动脉的正常血流,导致右心室后负荷急剧增加,进而使右心室扩张,室间隔向左心室移动,造成左心充盈受限,心输出量急剧下降。加上肺循环梗阻和右心室收缩功能不全,右心室输出量锐减,进一步降低左心室的前负荷。

由于左心室腔受压及回心血量锐减,左心室充盈严重不足,体循环心输出量和压力均急剧降低,导致重要脏器灌注不足而休克。最先受累的通常是冠状动脉,其灌注不足且血液氧合不足,从而引起严重的心肌缺血损伤,心电图呈现广泛缺血改变,心肌酶升高。大块肺动脉栓塞后,右心室壁张力增加,右冠状动脉血流明显下降,导致右冠状动脉供应心肌损伤,进一步引发血流动力学异常。若不及时进行有效的干预,这种恶性循环可能持续不断,最终导致右心室梗死、循环衰竭、昏迷、休克与猝死。因此,肺动脉栓塞患者面临着很高的风险,特别是当出现呼吸困难、晕厥或发绀等症状时,往往预示着致命性的风险。

(四)肺动脉栓塞的诊断

肺动脉栓塞的诊断具有一定的挑战性,因为该病症常常容易被误诊或漏诊。对于临床医生而言,首先怀疑肺动脉栓塞的可能性是至关重要的。特别是对于一些特殊患者群体,如骨科术后、产后等患者,若突然出现呼吸困难、活动耐力下降、低氧血症等症状,应高度怀疑肺动脉栓塞的可能性。

误诊或漏诊的原因常常是由于接诊医生的鉴别思维受限,未能充分考虑到肺动脉栓塞的可能性。因此,提高临床医生的警惕性是改善误诊漏诊的关键手段。对于既往无心、肺疾病的患者,呼吸困难是肺动脉栓塞最常见的症状。这类患者通常在静息状态下无明显的呼吸困难,但在活动时出现呼吸困难或乏力症状,笔者称之为"活动耐量下降"。当患者主诉以前能够轻松进行的体育运动,近期突然感觉力不从心、耐力不足时,临床医生应怀疑肺动脉栓塞。

此外,如果患者表现低血压,且存在静脉血栓形成的征象或倾向,或者临床出现明显的急性肺心病表现(如急性右心室压力升高、颈静脉怒张、第三心音奔马律、右心室过度充盈、心动过速或呼吸急促等),或者心电图呈现显著的急性右心压力增高的表现(如新发生的 $S_1Q_3T_3$、不完全性右束支传导阻滞或右心室缺血),则应怀疑肺动脉栓塞。

在怀疑肺动脉栓塞的情况下,往往检查 D-二聚体升高,动脉血气呈现低氧血症,这些检查高度怀疑肺动脉栓塞,那么超声检查显示肺动脉内血栓的存在则可以明确诊断;肺动脉增强 CT 检查、肺动脉造影检查等手段更有助于进一步判断血栓的存在及分布。

(五)肺动脉栓塞的治疗

肺动脉栓塞的治疗关键在于改善肺循环的血流动力学异常、纠正缺氧及血栓的清除。如存在大块的肺动脉栓塞、肺动脉高压及右心衰竭的患者,尽快给予氧疗,尽可能通过提高氧浓度改善低氧血症;同时,可以考虑溶栓、介入碎栓及外科取栓等治疗。

1. 一般治疗 首先,需要严密监护患者,观察其呼吸、心率、血压等生命体征,并进行血气分析。保持患者卧床休息,保持大便通畅,避免过度用力。

2. 溶栓治疗 对于大块或次大块的肺动脉栓塞,且患者无明显的溶栓禁忌证,可以考虑溶栓治疗。溶栓药物如尿激酶、链激酶等,可以通过静脉注射给予,有助于迅速溶解血栓,恢复肺动脉血流。但溶栓治疗有一定的风险,溶栓时要跟患者沟通溶栓的风险,尤其是出血的并发症,同时由于大块栓子的溶解而脱落,堵塞远端肺血管,导致缺氧加重、病情加重的可能性。因此,需与患者充分沟通。另外,还要沟通溶栓可能并不会像我们想象得那么顺利,溶栓犹如化冰,药力到达起效需要一定的时间,血栓溶解的速度超过形成的速度,栓子才会逐渐减小,最终消失。

3. 介入治疗　对于溶栓治疗无效或存在溶栓禁忌证的患者,可以考虑介入治疗。这通常包括经皮导管碎栓和抽栓术,医生送导管进入肺动脉,对血栓进行碎栓或直接用溶栓药进行局部溶栓,甚至用粗大的导管将血栓吸出。这种方法对于急性期肺动脉栓塞的治疗非常有效。需要指出的是,介入碎栓也存在一定的风险,有时血栓向更远端移动,诱发急性而广泛的肺动脉痉挛,恶化缺氧及血流动力学。因而,需要与患者及家属沟通相关的风险。

4. 手术治疗　对于慢性期肺动脉栓塞,或者介入治疗无效的患者,可能需要手术治疗。手术方法包括肺动脉血栓摘除术和下肢静脉滤器植入术等。

5. 抗凝治疗　无论采取何种治疗方式,抗凝治疗都是肺动脉栓塞治疗的基础。它可以防止新的血栓形成。常用的抗凝药物包括华法林、普通肝素等。

总的来说,肺动脉栓塞的治疗需要根据患者的具体情况制定个性化的治疗方案。在治疗过程中,医生需要密切观察患者的病情变化,及时调整治疗方案,以确保患者的生命安全。同时,与患者家属做好充分的沟通。

(六)肺动脉栓塞的预后

肺动脉栓塞的预后因患者的个体差异和病情严重程度而有所不同。一般来说,如果肺动脉栓塞能够及早明确诊断,并接受针对性的规范治疗,相当一部分患者有望实现完全治愈,恢复正常生活。

然而,值得注意的是,一部分病情较重的肺动脉栓塞患者在住院期间面临较高的死亡风险,可能死于呼吸衰竭、循环衰竭或恶性心律失常等原因。这部分临床表现危重的患者需要更加积极的治疗和密切的监护。

另外,还有一部分患者经过治疗后,虽然临床病情得以缓解,但在慢性期逐渐形成血栓栓塞性肺动脉高压、右心衰竭等并发症。这些并发症可能对患者的生活质量和寿命造成一定影响。因此,在患者的长期管理中,需要加强对肺动脉栓塞的病因及诱因的筛查与控制，以预防复发和改善预后。

（七）肺动脉栓塞患者出院及随访注意事项

在患者出院之际，医务人员有责任确保患者充分理解其病情及后续的护理和管理。针对肺动脉栓塞的患者，以下几点在出院及随访过程中尤为重要。

（1）教育与预防：医务人员需向患者深入浅出地解释肺动脉栓塞的预防方法，并普及相关的科普知识。同样，需要强调肺动脉高压的预防和治疗措施，以确保患者在家中能够进行有效的自我管理。

（2）抗凝药物的正确使用与监测：一般来说，肺动脉栓塞患者出院后，仍然需要继续抗凝治疗相当长一段时间。医务人员必须明确告知其关于抗凝药物的正确使用方法。需要定期检测血液的凝血指标。

（3）观察并报告任何异常症状：患者需密切观察大小便是否出现异常，以及是否有消化道、泌尿系统或皮下的出血迹象。这些可能是药物不良反应或其他并发症的早期表现。

（4）考虑置入永久性下腔静脉滤器：对于有难以逆转的下肢深静脉血栓风险的患者，推荐置入永久性下腔静脉滤器。这一措施能够大大减少肺动脉栓塞的复发风险。

（5）规律随访有助于早期发现肺动脉高压并进行相关的治疗与控制。

第八节　缓慢型心律失常

在心血管病中，有一类疾病表现为心率减慢，其中包括病态窦房结综合征、房室传导阻滞等，特别是高度房室传导阻滞，这些病症的诊断和治疗都带有一定的复杂性。在临床上，其症状表现也是多种多样的，而且它们带来的风险也有一定的相似之处。因此，笔者将这些疾病归纳为缓慢型心律失常。当心率减缓到某个程度，患者可能会感到心跳的不适，活动时心率不能有效提升，导致胸闷感。若心率过缓的情况逐渐加剧，会引发头晕、黑矇，甚至晕厥。在极端的情况下，还会导致猝死。

心律失常的抽象性使得临床沟通相对困难。对于没有医学背景的患者,他们可能很难理解这是一种什么样的疾病,以及其发生的机制。因此,当出现严重的临床表现,如晕厥、猝死时,很容易导致误解,进而引发医疗纠纷。这就要求医生在与患者沟通时,采用更直观的方法或技巧,例如,使用比喻或类比,以帮助患者更好地理解缓慢型心律失常的本质。关于缓慢型心律失常,医生需要向患者解释的内容如下。

(一)心律失常的概念

心脏,从我们出生的那一刻起,直至生命的终结,都在持续不断地跳动。那么,是什么确保了心脏如此有规律地跳动呢?答案藏在心脏内部的一套神经网络中。如果将心脏比作一间房间,这套神经系统就如同房间内的电网。这些神经网络与心脏肌肉紧密相连,当电活动按规律传导时,它会刺激心脏以一定的力量和方向收缩,就好比电线连接灯泡或电视机,使电器正常工作。

这套神经网络的起始端是窦房结,一个特殊的神经节。它像一个微型发电机,能够按一定的频率发放生物电脉冲。当我们休息时,这个频率通常是60~100次/分。这些脉冲从窦房结发出,沿着心房内的神经电路传导到另一个神经节——房室结。房室结也像一个微型发电机,但其发电频率低于窦房结,它相当于一个二级发电站。当窦房结发电减少或停止时,房室结就会接替窦房结的工作,确保心脏继续跳动。

生物电通过房室结后,会传导到心室内的浦肯野纤维系统,这是与心肌相连接的神经网络。这个系统确保心脏的心肌细胞整齐划一地收缩,将心腔内的血液泵出,并按照一定的方向流动,这就是正常的心脏节律。

心脏的神经系统对心脏的搏动起着至关重要的作用。当这个系统中的任何一个环节出现问题,无论是电信号的发放还是传导出现异常,都会影响正常的心脏神经系统。这会导致心脏搏动方面的障碍,如心率过快、过慢或心律失常等。当心脏搏动的规律发生改变时,这就是心律失常。

(二)病态窦房结综合征

病态窦房结综合征(简称病窦综合征)是由于窦房结或其周围组织病变,导致窦房结起搏和(或)传导功能障碍,引起多种心律失常和症状的一组临床综合征。正如前述,窦房结就是心脏神经系统的初级发电机,其在缺血、炎症或者退行性改变的情况下发生病变,导致不能正常发放脉冲,引起心动过缓、心脏停搏等严重情况。其临床表现如下。①心动过缓:由于窦房结功能障碍,发放脉冲频率下降,患者出现心率异常缓慢的情况。②心律失常:在窦性心律过缓的情况下,二级发电站即房室结,甚至心室肌等异位兴奋点兴奋,患者可出现多种心律失常以代偿,如房性心律、室性心律、期前收缩(早搏)等。③心排血量减少:心动过缓及心律失常导致心排血量减少,引起疲乏、无力等症状。④脑供血不足:由于心脏排血量减少,可能导致脑供血不足,引发头晕、晕厥等症状。也可以引起胸闷、心悸、呼吸困难等症状。

(三)房室传导阻滞

在心脏的构造中,位于上部的心房与下部的心室之间存在一个关键的部位,叫作房室结。这个房室结在维持正常心脏搏动中扮演着至关重要的角色。在正常情况下,心房与心室之间是生理绝缘的,仅通过房室结这一途径进行电信号的传导。

可以将心房和心室比喻为一间房子与地下室,它们之间仅有一个梯子连接,这个梯子就代表了房室结。房室结具有两大特殊功能:首先,它具有传导功能,能够将心房的电活动传导到心室,从而引发心室的收缩;其次,它在传导电信号时,并不是完全畅通的,而是存在一定的时间延迟,这被称为房室延搁。这一功能确保了心房先收缩,心室后收缩。

然而,当房室结受到某些因素,如缺血、缺氧、炎症或酸中毒等的影响时,就会发生传导障碍。这导致心房的电活动无法规律地传导到心室,进而引发心律的异常。根据传导阻滞的程度,临床表现也会有所不同。通常,一度房室传导阻滞表现为传导稍慢,但所有来自心房的电活动都能传导到心室,心电图上可见心房电活动的延迟现象,对心脏收缩和功能影响不大。而二度房室传导阻滞则会导致心房的电活动间断不能下传到心室,如果下传阻滞数量过多,则会出现心动过缓,患者可能会表现为间断黑朦的症状。最严重的是三度房室传导阻滞,此时所有来自心房的电活动都无法传导到心室,心脏仅能依赖下位起搏点发放的低频电脉冲,勉强维持心率在 30 ~ 40 次/分,患者则表现为晕厥,严重时甚至猝死。

(四)心律失常的诊断

对于心律失常的诊断,首先需要加强患者对疾病的理解,并获取其配合,以完成整个诊断过程。由于心律失常是由心脏电活动异常所引起的疾病,诊断的过程中就需要使用能够记录电活动的仪器。常用的有心电图、动态心电图、食管调搏等。在某些情况下,可能还需要进行有创的心内电生理检查。

可以将心律失常的诊断过程比作电工的工作。比如，当灯泡不亮时，电工需要检查哪里的线路存在问题，并使用检查电路的仪器一步步进行诊断。同样，缓慢型心律失常的诊断也不仅仅是单纯的“电路”问题。它可能是由其他心脏病所引发，如急性心肌梗死、中毒、电解质异常等。因此，还需要对其他可能的病因进行筛查，以全面了解心脏的状态和问题所在。通过这样的比喻和解释，患者能更直观地理解诊断过程，并更好地配合医生的检查和诊断。

（五）缓慢型心律失常临床表现与危害

正常情况下，心脏是一个极其“智能”的器官。它能够根据机体的需求，如在运动或休息时，调整心搏的次数和收缩的力度。当人体运动时，心率上升、心肌收缩力增强，使得心输出量增加，从而满足身体的需要。而在休息时，心脏则会降低心率和收缩力，减少心输出量，保持在基础水平，避免不必要的作功。这就是心脏的正常代偿机制。

然而，缓慢型心律失常的患者，心搏的跳动频率下降。当体力活动时，由于身体需要心脏作更多的功，输出更多的血液，缓慢型心律失常患者无法通过增加心搏次数满足这一需求。为了代偿，患者的心脏只能增加心肌的收缩力，从而增加每搏输出量。因此，患者常常会感到“心跳得慌”，这实际上是心肌用力收缩造成的感觉。更严重的是，心率过低可能导致心输出量过少，进而造成脑部供血不足，表现为头晕、黑矇、晕厥等症状。在极少数严重的情况下，患者甚至可能出现脑卒中，乃至发生猝死。

可以将这些患者比作一辆无法加油门的汽车，勉强可以缓慢行驶，但当需要更大的动力时，汽车就会非常吃力，甚至可能熄火。需要警惕的是，突发的缓慢型心律失常往往暗示着存在严重的基础疾病，如急性冠脉综合征等。其临床表现通常较严重，预后也不容乐观。总的来说，缓慢型心律失常不仅影响患者的生活质量，还增加了其生存风险。

（六）缓慢型心律失常的治疗

缓慢型心律失常的治疗决策往往基于患者的具体状况和风险预后而定，根据患者心律失常的病因及其可恢复性等因素而做出不同的决策。治疗策略的制定应遵循指南规范，确保为患者提供最合理、个性化的治疗方案。

缓慢型心律失常临床表现往往复杂多样，那么治疗也往往有很多区别。

如前所述，心脏的电活动系统犹如一个复杂的电路网络，其中包括窦房结（心脏神经网络系统中的“发电机”）、房室结（心房与心室之间的通道），以及与心室肌肉相连接的浦肯野网络（电路网）。任何一部分的故障都可能导致心律失常。特别是当“发电机”——窦房结受损时，情况尤为严重。若窦房结停止发电，且下位的起搏点（房室结）不能及时补偿，心脏可能因缺少电信号而停搏。一般而言，若患者临床症状不明显、对药物治疗反应良好，且临床风险评估为低，可以选择临床观察或内科药物治疗。然而，对于那些心动过缓严重、存在窦性停搏、长时间心跳间歇、有黑朦或晕厥病史的患者，起搏器治疗则非常必要。

起搏器能模仿心脏神经传导的功能，按照一定的频率产生电脉冲。当这一仪器被置入患者体内，导线连接到心腔时，心脏便能按照起搏器设定的频率而搏动。这样，起搏器就解决了因冲动形成异常和传导异常导致的心动过缓，从而消除了相关的临床症状和风险。

（七）人工心脏起搏器置入后的注意事项

1. 术后康复　大多数患者置入起搏器后会变得非常小心，对于很多事情都会持有疑虑。这时，为他们提供心理疏导是非常重要的。置入起搏器后，患者需要一个逐步康复和适应的过程。某些患者在初期可能会感觉到异物，但这种感觉会随着时间推移而逐渐消失。在康复早期，患者应避免过量的体力活动，尤其是置入起搏器一侧的上肢，其运动幅度不宜过大，以减少电极脱位的风险。由于起搏器完全置入体内，患者可以正常洗澡，甚至游泳。

2. 随访　一般来说，患者应在置入起搏器后 3 个月进行第一次随访，程控以观察起搏器功能状态，调整起搏器相关参数，从而达到起搏器的最佳功能状态。术后半年或1 年进行一次检查，之后每年进行一次程控。起搏器的电量通常可以确保起搏器工作 10 年或更长时间。但当接近起搏器寿命时，需要增加程控的频率以检测电量。一旦电量不足，应及时更换脉冲器。

3. 日常生活　置入起搏器的患者可以正常旅行，乘坐各种交通工具。但应注意，起搏器可能会触动金属探测报警器，因此患者应随身携带起搏器置入卡并向安检人员说明。

4. 可能影响起搏器的医疗检查　磁共振检查可能会干扰起搏器的功能。因此，对于那些置入了永久起搏器的患者，过去是不能进行磁共振检查的。然而，随着技术的进步，现在已有磁共振安全型的起搏器问世。这意味着患者在置入这种新型起搏器后，仍然可以安全地进行磁共振检查。其他如手术电刀、心脏除颤器等医疗设备可能会影响起搏器工作，因此应用前应向医生说明情况。

5. 家用电器　大多数家用电器对起搏器是安全的，但患者使用时应保持距离并避免长时间接触。尤其是手机，尽管现代起搏器具有抗手机干扰功能，但仍应保持手机与起搏器的距离在 15 厘米以上。

6. 规避身边的磁场　心脏起搏器可能受到强磁场、电流的干扰。患者应避免接近可能产生强磁场的设备或场所，如电台、电视台、高压电场等，以确保起搏器正常工作。

永久起搏器置入后的患者，建议详细阅读使用手册，按照手册的要求，规避一些高风险的活动或者场合。除此之外，多数患者仍然可以享有高质量的生活。

第九节　快速型心律失常

本节所讨论的快速型心律失常主要包括心房颤动伴快心室率、阵发性室上性心动过速、阵发性室性心动过速等疾病。尽管它们的发病机制和心电图表现各有特点，但它们都有一个共同的特征，那就是心率加速，临床症状多以心悸为主，有些会导致黑朦或者晕厥。

当涉及心律失常相关的心脏病时，医生往往会面临沟通上的挑战。这主要是因为这些疾病的发病机制较抽象，不容易直观描述。同时，临床上对于这些疾病的诊断和治疗方法也存在一定的认知差异。即使在医生之间，包括心血管专业医生，对于心律失常的发病机制和治疗方案也可能存在不同的理解。医生即使按照教科书上的描述去沟通，恐怕也未必能够使用通俗的语言将其中的机制讲清楚。因此，如何与患者进行有效的沟通，让他们能够理解自己的病情，成为一个重要的课题。

那么，对于快速型心律失常的患者而言，临床医生该如何进行沟通呢？笔者以为，需要向患者讲明心律失常的病因、机制、危害、治疗方法及其优缺点、预后等。这样，患者才能够更好地了解自己的病情，配合医生的治疗和建议，从而提高治疗效果，减少疾病的危害。

(一)快速型心律失常的病因

快速型心律失常的病因多种多样,其中心房颤动是一种常见的心律失常,它的发病原因是心房内的电活动紊乱,正常的收缩节律丧失。这种紊乱常常继发于风湿性心脏病二尖瓣狭窄的患者,但也可能继发于其他疾病,如心力衰竭、冠心病、高血压、肺动脉高压、甲状腺功能异常等。然而,也有一部分患者无法找到明确的病因,被称为特发性心房颤动。目前对于阵发性室上性心动过速的病因了解相对有限,被认为是心脏的神经系统多长出一条"路径"所致,它基本上是一种特发性心律失常。阵发性室性心动过速的原因则较广泛。它可以是特发性室性心动过速,也可以继发于其他疾病,如心肌梗死、心力衰竭、电解质紊乱等。这些原因都可能导致心脏的电活动异常,从而引发快速型心律失常。

总的来说,快速型心律失常的原因多种多样,既有可能是心脏本身的疾病,也有可能是其他疾病的并发症。因此,在诊断和治疗过程中,需要综合考虑患者的具体情况,准确找出病因,以便更有效地管理和治疗这些心律失常。

(二)快速型心律失常的发病机制

快速型心律失常的发病机制是复杂且多样的,但"折返"是其中重要的一个概念。为了更形象地向患者解释这一机制,我们可以用一些生动的比喻。

(1)对于心房颤动患者,其心房内的电活动犹如一团乱麻。这些电活动杂乱无章、毫无规律,导致心房在快速而杂乱的电活动作用下几乎完全丧失收缩性,表现为颤动。这种紊乱不仅限于电活动,它还具有自我稳定的能力,使得心房颤动能够持续存在。

(2)在阵发性室上性心动过速的发病机制中,折返发挥核心作用。有两种机制产生折返性的电活动。第一种是房室旁道机制,即心房与心室之间存在异常的导电通路。这种情况下,心房的电活动可以通过这个异常通路传导至心室,引起心室提前激动放电。当条件适合时,与房室结一起形成折返环路,导致阵发性室上性心动过速发作。第二种机制是房室结内存在两条传导速度不同的神经路径,分别被称为"快径"和"慢径"。这两条路径之间形成折返环路,进而引发阵发性室上性心动过速。

(3)阵发性室性心动过速的发病机制也可能与心室的瘢痕组织形成的

折返有关。此外，心脏神经系统的左右束支也可能参与形成折返。

在沟通这些复杂的发病机制时，医生应采用通俗易懂的比喻和解释，帮助患者更好地了解自己的病情，增强他们对治疗方案的信心和配合度。

（三）快速型心律失常的危害

（1）这类疾病常常以心悸为主要症状，发作时患者会感到心脏搏动异常迅速，造成人心惶惶、担忧不已的状态，严重影响患者的日常生活质量。

（2）当心动过速发作时，如果心悸频率过高或者持续时间过长，或者患者同时患有基础心脏病，快速型心律失常可能引发低血压。这种情况会导致患者头晕、黑朦或者晕厥等相对严重的症状，给患者的身体健康带来威胁。

（3）快速心房颤动是快速型心律失常的一种常见类型，它还可能引起心房血栓的形成。一旦血栓脱落，可能导致系统性栓塞，严重者甚至发生脑梗死，对患者的生命安全和健康造成极大威胁。阵发性室上性心动过速在发作时，多数患者仅表现为心悸，一般不伴随严重的风险。然而，少数患者可能会出现血流动力学异常，这种情况需要及时就医并接受专业治疗。对于阵发性室性心动过速患者，其风险程度会因原发病的异同而有所不同。一些患者可能存在猝死的风险，因此，对这类患者需要严格评估风险，尽早进行干预，以确保患者能够得到及时而有效的治疗。同时，做好详细的医患沟通。

（四）快速型心律失常的治疗

针对快速型心律失常的治疗，医务人员应根据患者的具体机制、临床表现选择个性化的治疗方案。治疗策略主要包括病因治疗、风险治疗，以及对心律失常本身的治疗。

在心房颤动的治疗中，抗栓治疗是非常关键的一环，这也是需要与患者反复沟通的内容。患者需要了解抗凝药物的个体差异性、长期出凝血检验的随访要求，以及出血的观察等。通过这些措施，可以确保抗凝治疗的有效性和安全性。另一个就是节律控制与心率控制，一般来说，普遍的共识是，如果有可能，还是尽可能恢复患者正常的窦性心律，这有助于恢复或保持患者的心脏功能。

对于阵发性室上性心动过速患者，射频消融是一种常用的治疗方法，它可以有效地根治该病症。绝大多数阵发性室上性心动过速通过射频消融治疗，可达到根治的目标。而阵发性室上性心动过速的治疗则根据其发病机制的不同而有所区别，首先针对基础病进行治疗，例如，心肌缺血者需要进行血运重建，调整电解质紊乱等。对于某些机制明确的室性心动过速，射频消融同样可以取得良好的效果；但也有一些室性心动过速，射频消融治疗的效果难以保证，如心肌梗死瘢痕等诱发或参与的心律失常。患者需要了解存在手术不成功或术后再发的风险。

近年来，射频消融技术在快速型心律失常的治疗领域取得了重要进展。然而，在治疗前，医生需要与患者进行详细的沟通，解释治疗效果的判断、风险、射频消融的治疗原理，以及费用等。射频消融手术失败和并发症是引发医疗纠纷的重要原因之一。特别是在心房颤动的射频消融治疗中，不同患者的治疗效果往往差异较大，总体的根治率仍然不尽如人意，术后一定程度的复发率也限制了该技术的应用。同时，手术过程时间长、手术费用高等缺点也是影响患者决策的因素。因此，充分的沟通至关重要，以确保患者全面了解治疗现状和风险，减少因沟通不充分而引发的医疗纠纷。

第十节　先天性心脏病

先天性心脏病涵盖了众多的临床类型，但在心血管内科住院的患者中，主要集中于那些适合进行介入封堵术的患者，例如，室间隔缺损、房间隔缺损，以及动脉导管未闭等。当然，也存在部分患者，因病情严重或其他原因，已失去了外科手术或内科介入的机会。该病的症状会因疾病的种类、发展阶段以及是否存在并发症而有所不同。轻度患者无明显症状，而较重的患者在活动后会出现呼吸困难、活动耐力减退等症状。那些存在右向左分流的患者会出现发绀的症状；若存在肺动脉高压，其呼吸困难的症状会更明显，且更容易出现晕厥，甚至猝死。分流明显的患儿还可能导致生长发育迟缓。

此疾病的患者主要集中在婴幼儿和青少年群体，也会有一些成人患者。对于未成年患者，他们的家长通常会特别关心疾病的治疗结果、是否会有后遗症，以及该病是否会影响孩子的成长、学习、就业、婚姻和生育等。最核心的问题是，患者能否过上正常的生活，以及他们的预期寿命会受到多大的影响。心血管医生对于患者的上述问题需要耐心而谨慎地回答。既要达到能够如实告知患者确切的,以及不确切的医学信息,同时也要体现出足够的人文关怀,鼓励患者及其家属以积极的心态面对疾病,配合治疗,以期达到最佳的治疗效果。在沟通过程中,医生应避免过于武断地预测患者的寿命,或者不告知患者及其家属关于预后的实际情况。由于患者往往是未成年人,医生需要与其监护人进行充分的沟通,确保他们了解患者的病情、治疗方案,以及可能的治疗结果。这样可以避免患者及其家属因过高的期望值而导致的误解,从而减少不必要的医疗纠纷。

(一)先天性心脏病的病因

先天性心脏病是如何发生的,这是许多患者和家属都会提出的问题。对于患者本身来说,他们可能想要深入了解这种疾病的成因;而对于家属,特别是父母,他们除了关心病因,还可能在潜意识里探寻是不是自己的某些疏忽导致了孩子的病情。很多时候,先天性心脏病患者的父母会陷入深深的自责中,总觉得是自己做错了什么才让孩子遭受这样的痛苦。

实际上,目前的医学研究还没有明确先天性心脏病的确切病因。我们知道的是,部分先天性心脏病可能与染色体异常或者基因突变有关,也可能与胎儿在母体内发育的关键阶段受到某些内部或外部影响有关,如孕妇在妊娠早期病毒感染(如风疹病毒、柯萨奇病毒等)、某些药物致畸作用、接触放射线等,这些因素都可能影响胎儿心脏的发育,导致先天性心脏病的发生。简单来说,就是在心脏结构发育的过程中,有些应该被吸收的部分没有被吸收,或者有些应该生长的部分没有长出来,这就导致了出生时心脏结构的异常。但也有很多患者,我们追查不到任何确切的病因。

作为临床医生,我们需要理解患者家属的这种担忧和自责心理。在沟通的过程中,我们不仅要客观地解释疾病的可能成因,还要适时地给予家属安慰和支持,让他们知道先天性心脏病很多时候是无法预测的,目前的医学技术也只能在产前检查的时候尽量去检测和预防。

(二)先天性心脏病能否治愈

先天性心脏病能否完全治愈,主要取决于疾病的类型、严重程度、手术时机,以及术前的心功能等因素。对于无分流或左向右分流的先天性心脏病,如果病情较轻且心脏结构与心腔压力没有发生明显异常者,通常可以通过外科或者介入干预,达到治愈效果。但若已发展为严重的肺动脉高压或有双向分流,甚至右向左分流的情况,则预后会较差。

一般来说，手术的最佳时机通常在10岁左右。然而，一些特定的先天性心脏病，如室间隔缺损、动脉导管未闭和法洛四联症等，存在异常的心脏通道和内膜冲击，容易并发感染性心内膜炎，这对预后会产生较大的影响，因此临床上需要特别注意预防。

有一句话总结了先天性心脏病的预后："几岁时根治、十几岁时可治、几十岁时不治。"这个总结对于大多数先天性心脏病来说是适用的，也很通俗易懂。它鼓励人们尽早发现和治疗先天性疾病，因为大多数先天性心脏病，如房间隔缺损、室间隔缺损和动脉导管未闭等，在幼儿时期进行手术或介入封堵术后，几乎可以达到根治的效果，对孩子的生长发育不会造成太大影响。但是，如果患者到十几岁时才接受治疗，由于异常血流分流的存在，可能已经出现心腔结构及压力的代偿性改变，此时治疗仍然可以取得一定效果，但可能无法完全恢复到正常水平。而如果患者到几十岁才接受治疗，除非缺损面积较小或分流量小，否则大多数患者可能已经出现严重的肺动脉高压和双心室功能异常，甚至发展为发绀的"艾森门格综合征"，此时治疗的效果有限，预后较差。因此，早期发现和治疗对于先天性心脏病的预后至关重要。

（三）先天性心脏病对生育的影响

患有先天性心脏病的女性能否生育是她们非常关心的事项之一，也是临床上常见的专科会诊咨询问题。对于那些早期得到及时干预的简单心脏病变，如房间隔缺损、室间隔缺损和动脉导管未闭，如果没有肺动脉高压等后遗症，这些患者的病情基本可以达到临床上的完全治愈，妊娠对她们的影响微乎其微。但对于那些错过了最佳治疗时机的患者，如果她们有肺动脉高压、心功能减退或血流梗阻等问题，是否选择妊娠需要谨慎考虑。这些患者应在心脏专科医生、产科医生，以及麻醉医生的联合会诊下，进行全面的风险评估。

研究发现，对于心脏病患者，以下因素可能增加妊娠期的风险：既往有心力衰竭、短暂性脑缺血发作、脑血管意外或心律失常的病史；纽约心脏病协会（NYHA）心功能分级为Ⅱ级或以上；存在左心梗阻性病变，如二尖瓣口面积小于2平方厘米，主动脉瓣口面积小于1.5平方厘米，或超声测量左心室流出道梗阻的峰压力阶差大于30毫米汞柱；以及左心功能障碍，即射血分数<40%。若患者没有上述危险因素，发生心脏事件的风险为5%；若

有一个危险因素，风险增至 27%；若存在多个危险因素，风险则高达 75%。值得注意的是，部分高危患者一旦选择妊娠，可能会面临更高的流产、死胎，以及生出异常婴儿的风险，同时还会加重自身的病情，严重时甚至可能威胁生命。

总之，女性先天性心脏病患者能否生育问题是一个牵涉多个学科的比较复杂的问题，必须严肃对待。轻度病情的患者可以在严密的医疗监控与治疗下妊娠；若心脏病未得到有效控制，或已错失最佳治疗时机，患者出现肺动脉高压或心力衰竭，那么妊娠存在诱发心力衰竭的潜在危险，可能会为患者带来严重的健康风险。因此，妊娠前的专业咨询显得至关重要。

（四）先天性心脏病外科与介入治疗的选择

随着介入技术的日益成熟，许多先天性心脏病患者现在可以选择介入治疗方案。介入治疗具有创伤小、恢复快、无须开胸、不留手术切口瘢痕等优点。不过，不是所有的患者都适合介入治疗。介入治疗的适应证有特定的要求，包括适合的病变类型和适合的患者条件。例如，年龄过小的患者，其血管直径可能无法容纳介入导管，则无法行介入治疗。另外，如果缺损位置过于接近周边瓣膜组织，容易导致瓣膜受压，也不适合进行介入治疗。此外，缺损周边支持组织的数量也是一个重要因素，如果支持组织过少，往往无法固定封堵器，容易脱落。对于存在复合病变的患者，介入治疗也可能不适合。因此，在选择介入治疗之前，需要与患者进行充分的沟通。另外，介入治疗也有其自身的一些缺点，如患者需要接受辐射、在体内遗留封堵器异物，以及可能出现介入并发症等。

关于先天性心脏病介入治疗的沟通，除了常规沟通的内容外，还需要对一些特殊情况进行沟通。特别是关于“介入治疗可能不成功”的风险，这一点需要与患者进行明确沟通。先天性心脏病的诊断主要依赖于心脏超声技术，因此超声科医生的专业能力对于准确判断缺损情况和手术成功率至关重要。在一些医疗中心，如果心脏超声诊断能力相对薄弱，可能会给心血管介入医生带来挑战，如选择封堵器型号不当导致的问题、缺损周边组织结构与预期不符导致手术不成功，需要术前沟通到位，否则，容易导致误解与纠纷。

对于缺损周边组织较少的患者，属于介入封堵的相对适应证，这部分患者更需要充分了解介入封堵可能不成功的风险。如果封堵失败，仍需要选择外科手术治疗。因此，在介入治疗前，与患者进行充分沟通，共同决定是否进行试验性封堵或直接选择外科治疗。

（五）先天性心脏病做手术的年龄

先天性心脏病患者的手术年龄应根据患者具体情况而定。如果选择外科手术，一般来说，越早进行手术越好，有些顶级医院具有高超救治水平的医生甚至可以在患儿未出生时，在母体内完成手术治疗；这样可以尽早纠正心脏结构的异常，减轻症状，并降低未来心脏结构异常并发症的风险。然而，手术时机的选择也要考虑患者的整体状况和手术风险。在条件许可的情况下，稍大一些的患者可能具备更好的抵抗力和恢复能力，因此手术更容易进行。

对于介入手术，通常要等到患者 3 岁以上，并达到一定的体重。这是因为介入手术需要使用导管和封堵伞等设备，而这些设备要适应患者的心脏和血管大小。因此，需要等到心脏和血管生长到一定的大小，以确保导管的进入和封堵伞的使用是安全和有效的。

总之，手术年龄的选择应根据患者的具体情况、手术类型和手术风险进行综合评估。专业的医疗团队会根据患者的实际情况制定个性化的治疗方案，并在最佳的时机进行手术。

（六）先天性心脏病患者对参加工作的影响

先天性心脏病患者是否能够参加工作，主要取决于其心功能和是否存在肺动脉高压等并发症。如果患者的心功能良好，没有肺动脉高压等问题，他们通常可以像健康人一样参与各种社会活动和工作。然而，如果患者存在心功能不全或肺动脉高压等情况，就需要根据自身的实际活动耐力来参与轻至中度的体力活动，并避免过度劳累，以免加重病情或引发并发症。医疗团队会根据患者的具体情况进行评估，并给予相应的建议和指导。

（七）先天性心脏病的治疗费用

对于 12 岁以下的单纯先天性心脏病患儿，如果他们符合大病救治医疗保险的条件，那么参保人员几乎可以免费接受治疗。然而，对于不满足这些条件的患者，治疗费用会依患者的具体情况而有所不同。医疗团队将与患者和家属进行充分沟通，根据实际情况提供费用估计和解释。

第十一节　心脏神经症

作为一名内科医生，尤其是在心血管领域，我们需要特别关注一种名为“心脏神经症”的疾病。这并不是传统意义上的心脏病，而是一种与心理障碍密切相关的病症。由于很多内科医生在这方面知识的欠缺，患者常常在多次求诊后依然得不到明确的答案和帮助，这不仅增加了他们的经济负担，更让他们的身心长时间承受巨大的压力。甚至有些患者因为得不到有效的帮助而产生了轻生的念头，这无疑是一个值得我们深思的问题。

为了更好地帮助这些患者，笔者认为包括心血管内科在内的所有内科医生都需要对心脏神经症有更深入的了解。这包括它的临床表现、发病机制，以及如何有效地探寻患者的痛苦根源。此外，我们还需要掌握一些医学心理学的知识，包括如何识别心理障碍、如何进行治疗等。

从更广泛的角度看，人的健康不仅包括身体健康，还包括心理健康。就像身体健康有不同的层次一样，心理健康也有一个从严重到轻微的连续谱。最严重的是精神病，其次是神经症，再往下是一些常见的心理问题，然后是心理健康，最后是那些具有超出常人的心理承受能力的状态。值得注意的是，精神病和神经症虽然都是心理健康的问题，但它们之间存在明显的差异。例如，神经症患者通常具有自制力，不会出现幻觉或妄想等症状，他们的知情意行仍处于一个相对统一的状态。这就要求我们在临床实践中要非常细致地进行观察和鉴别。

希望通过本章内容的分享，同仁们能对这一问题足够重视，尤其是那些刚开始职业生涯的年轻医生。

（一）神经症的概念

神经症，也被称为精神障碍，主要表现为一系列的精神活动能力下降，以及伴随的烦恼、紧张、焦虑、抑郁、恐惧、强迫、疑病等症状。与器质性病变不同，这些症状主要源于精神或情感的困扰，而非生理上的病变。重要的是，“神经症”并不等同于日常用语中的“神经病”，即精神病。神经症患者并没有精神幻觉、妄想等症状，他们的自知力保持完整，社会功能也基本正常。此外，与精神病患者相比，他们有较强的求治欲望，希望得到改善和康复。

两者在医学上有明确的区别。神经症患者经过正规、专业的治疗后，很多患者都能够取得比较肯定的治疗效果，恢复或提升其精神健康状态。

（二）神经症的临床类型

神经症，作为一种涵盖广泛的精神障碍，其临床表现形式多种多样。在传统意义上，我们常将疑病症、恐怖症、强迫症、焦虑症、抑郁症，以及神经衰弱等归为神经症的范畴。然而，随着医学研究的深入和诊断标准的不断细化，现代医学已将上述病症进一步细分为7种不同的障碍类型，具体包括神经症性障碍、应激相关障碍，以及躯体形式障碍等。这种分类方式不仅有助于医生更准确地诊断患者的病症，还能为制定更有效的治疗方案提供指导。

（三）心血管内科常常遇到的神经症种类

心血管内科医生在临床实践中，经常会遇到几类典型的神经症患者。

1.疑病症患者　这类患者持续担忧自己的身体健康，即便经过多次详尽的检查确认没有器质性疾病，他们依然无法释怀。他们常常四处求医，希望通过各种检查来确认自己的健康状况，同时也容易轻信各种偏方，但又对其疗效持怀疑态度。疑病症患者的病程通常较长，这不仅影响了他们的社会功能，也使得治疗效果往往不尽如人意。很多时候，这种病症的起因与患者亲人或朋友的突然生病或离世有关，这些事件给他们带来了巨大的心理冲击。

2.恐怖症患者　这类患者在面对某些外界环境、物体或人际交往时，会产生异常的恐惧和紧张感，并伴随着一系列自主神经症状，如脸红、心悸、出汗等。为了避免这些令他们不适的刺激，患者常常会回避正常的社交或生活场景，从而影响他们的日常生活质量。恐怖症有多种类型，包括广场恐惧症、社交恐惧症，以及特定恐惧症等，每种都有其特定的恐惧对象和情境。

3.焦虑症患者　这类患者在心血管内科也较常见，其常常处于广泛而持续的焦虑状态中，或者反复经历惊恐发作。他们的焦虑程度通常与实际面临的威胁不呈比例，并伴随着自主神经功能紊乱、肌肉紧张和运动性不安等症状。尤其是惊恐发作的患者，往往会首先到急诊科就诊，随后被转诊至心血管内科，因为他们的症状容易被误认为是由严重心脏病引起的。

4.躯体化障碍患者　也是心血管内科医生需要关注的群体。这类患者常常表现出多种、反复出现且经常变化的躯体不适和疼痛。尽管各种医学检查都无法证实存在器质性病变来解释他们的症状,但患者仍会长期反复就医,并因此导致显著的社会功能障碍。

(四)判定患者存在心脏神经症的方法

当内科患者出现一系列与心脏病相似的常见症状,如胸痛、胸闷、心悸、乏力、头晕等,但经过全面的临床检查检验后,并没有发现任何器质性病变的证据,这时应该考虑患者可能存在心脏神经症。这些患者常常因为症状顽固而多次就诊,携带大量的就诊资料,并抱怨医生没有检查出疾病。他们的睡眠和社会活动也常常受到症状的影响。这些表现提示着患者可能存在神经症,需要进一步地评估和诊断。医生应该仔细观察患者的症状和表现,结合医学心理学的知识,进行综合分析和判断,以确定患者是否存在心脏神经症。

(五)心脏神经症的治疗

心脏神经症的治疗策略因其病因和发病机制的复杂性而多样化,通常采用的是对症治疗。针对患者表现出的具体症状,医生会考虑采用药物治疗来缓解他们的痛苦。例如,对于焦虑和抑郁等情感症状,医生会开具抗焦虑或抗抑郁药物来帮助患者稳定情绪,减轻症状的影响。

然而,单纯的药物治疗往往不能达到最佳的治疗效果。心理治疗在心脏神经症的治疗中扮演着重要的角色。心理治疗方法多种多样,其中包括认知疗法和行为疗法等。认知疗法主要关注患者对疾病和自身的认知,通过改变患者的错误信念和思维方式,帮助他们更积极地应对疾病。行为疗法则侧重于通过奖励和惩罚机制来改变患者的不良行为习惯,从而减轻症状。这些心理治疗方法不仅可以有效地缓解症状,更重要的是,它们可以帮助患者学会如何应对压力和挑战,提高应对未来问题的能力。在实际的临床实践中,医生通常会联合使用药物治疗和心理治疗,以期达到最佳的治疗效果。这种综合治疗的方法可以从多个方面来解决患者的问题,提高治疗成功的可能性。

除了具体的治疗方法外,还有一些与治疗无关的因素也会对治疗效果产生影响。例如,医患关系的质量、患者对社会和情感支持的感知,以及他们对治疗的期望和动机等都会在一定程度上影响治疗的效果。因此,医生在治疗过程中不仅需要关注具体的治疗方法,还需要关注这些与治疗相关的社会和心理因素，以确保治疗的效果最大化。

总之，心脏神经症的治疗是综合性的，需要考虑患者的具体症状、病因、发病机制，以及社会和心理因素等多个方面。通过药物治疗和心理治疗的联合应用，关注与治疗相关的社会和心理因素等，从而达到预期的治疗效果。

（六）心脏神经症沟通的注意事项

与心脏神经症患者进行沟通时，临床医生需要注意一些特定的沟通技巧和策略。这些技巧有助于建立信任、增强患者的信心，并促进更有效的治疗。

（1）理解患者的痛苦：尽管从医学角度来看，这些患者并没有明显的内科疾病，但他们的痛苦感受是真实存在的，而非伪装或夸大。医生需要通过倾听和同情来表达对患者痛苦的认可，这有助于建立医患之间的信任和尊重。

（2）当着患者的面，与其家属进行沟通：家属的支持和理解对患者的康复过程起着至关重要的作用。医生应该向家属解释患者的状况，强调患者确实有真实的痛苦和需要关注的需求。通过让家属参与治疗过程，可以增强患者的社会支持网络，提高治疗效果。

（3）给予患者希望和鼓励：医生应该告知患者，尽管症状可能令人担忧，但心脏神经症并不会对患者的生命构成直接威胁，它是可以治疗的。在任何情况下，患者都可以通过深呼吸和自我调节来缓解焦虑和紧张情绪。这种自我调节的能力是患者康复过程中的一项重要技能。治疗需要时间和耐心，但通过坚持药物、行为疗法和心理疗法，以及定期的门诊随访，患者可以逐渐缓解症状并恢复健康。

（4）对于特定的患者群体，如恐怖症患者，医生需要给予额外的关注和支持。这类患者往往因为害怕特定的情境或物体而经历巨大的痛苦。医生需要为患者提供安全感，鼓励他们逐渐面对和克服恐惧。这可以通过让家属陪伴、逐渐暴露于恐惧刺激并慢慢适应（即脱敏）来实现。通过这种方法，患者可以逐渐重建自信，最终战胜恐怖症。

（5）对于疑病症患者，沟通策略可能需要更加细致和灵活。有时，暗示疗法可能是一种有效的方法。但在使用暗示疗法之前，医生需要得到患者和家属的充分理解和同意。通过暗示患者已经找到了引起痛苦的根源并开始治疗，医生可以帮助患者重建对治疗的信心和希望。同时，强调有特殊的治疗方法能够治愈该病，并且自己治愈过很多这样的患者，可以增强患者的信心和对医生的信任。

综上所述，与心脏神经症患者进行沟通需要临床医生具备丰富的经验和细致入微的沟通技巧。通过了解患者的痛苦、与家属合作、给予希望和鼓励，以及针对特定患者群体采用灵活的沟通策略，医生可以有效地帮助患者缓解症状、恢复健康并建立良好的医患关系。这将为后续的治疗和康复过程打下坚实的基础。

第十二节　终末期患者

终末期患者，即那些预期寿命不足6个月的患者，他们正处于生命的最后阶段。在心血管科，这类患者主要以心力衰竭为主。长时间的心力衰竭会导致心脏恶病质，这是一种严重的营养不良状态。引起这种状态的基础心脏病众多，包括严重二尖瓣狭窄、严重二尖瓣反流、主动脉瓣反流、缺血性心脏病及扩张型心肌病等。此外，还有一些原发病不严重或临床症状不明显的高龄患者，如病窦综合征、脑卒中等，他们由于年龄大，各脏器功能退化，随时面临心搏、呼吸骤停或猝死的风险。虽然有些患者较年轻，但所患疾病的病情极为危重，根据疾病的正常病史来分析，他们也可能随时出现生命危险，也属于终末期患者。

（一）与终末期患者及其家属沟通时的注意事项

首先，要详细告知患者目前的诊断和病情状态，让他们充分了解自己的疾病状况。其次，要与家属讨论患者的预期寿命，帮助他们做好心理准备。同时，医务人员也应该明确告知目前医生所能做的努力及其效果，让患者和家属明白治疗的目的和局限性。

对于是否进行心肺复苏抢救的问题，医务人员需要向家属详细解释心肺复苏的意义，以及放弃心肺复苏的后果。这个决定需要患者和其家属共同参与，根据患者的意愿和价值观来做出选择。

此外，医务人员还需要关注患者和其家属的心理状态，了解他们是否需要邀请好友或亲人到场看望。对于患者家属来说，了解他们对死亡的接受状态也非常重要，医务人员可以适当进行死亡教育和临终关怀，帮助他们更好地面对和接受患者的即将离世。

（二）终末期患者的预期寿命的评估方法

1. 临床判断法　医生根据患者的临床表现、病史、体格检查等因素，结合自己的经验和知识，对患者的预期寿命进行初步判断。这种方法主要依赖于医生的临床经验和专业知识，具有一定的主观性。

2. 功能评估法　通过对患者的日常生活能力、认知能力、情绪状态等进行评估，来预测患者的预期寿命。常用的评估工具包括日常生活能力评定量表、认知功能评定量表等。这种方法能够更全面地了解患者的状况。

3. 生存期预测模型　利用统计学方法和机器学习技术，根据患者的临床特征、病理生理参数等建立预测模型，来预测患者的预期寿命。这种方法可以对大量的患者数据进行处理和分析，得出相对客观的预测结果。

4. 生物标志物法　通过检测患者血液中的生物标志物，如炎症因子、肿瘤标志物等，来预测患者的预期寿命。这种方法具有客观性和可重复性，但需要对生物标志物进行检测和分析。

需要指出的是，以上方法都存在一定的局限性和不确定性，因为预期寿命受到多种因素的影响，如患者的年龄、基础疾病、并发症、治疗效果等。因此，在评估终末期患者的预期寿命时，需要综合考虑多种方法和因素，以得出相对准确和客观的预测结果。同时，医务人员也需要与患者和其家属进行充分的沟通，让他们了解预测结果的不确定性和局限性，以便做出更好的决策。

（三）终末期患者的病情沟通

终末期患者的病情告知是一项重要而敏感的任务。这些患者往往因慢性疾病而长期反复住院，每次住院都会接受医生关于病情的告知或病危通知单。经过多次告知后，一些患者家属会逐渐理解病情的发展过程和严重性。然而，也有一部分家属可能因为每次患者都能经过治疗安全出院，而对病情告知产生误解，认为这只是医生在吓唬他们。

在遇到这种情况时，医务人员需要保持耐心和理解，不厌其烦地向家属解释病情。我们可以向他们强调，以往的治疗效果表示患者还有一定的潜能，但每次发病都会消耗一部分机体潜能。因此，此次病情加重后能否像以往那样治疗后好转，还存在不确定性。我们需要让家属明白，不论结果如何，医务人员都会竭尽全力进行治疗，想方设法改善患者的病情，希望能够逆转病情，让患者健康出院。

同时，与家属沟通患者的预期寿命也是至关重要的。通过合理的心理预期，家属可以更好地做出临终准备工作。我们可以向家属解释预期寿命是根据一般情况下的规律来推测的，但也要让他们了解每个个体存在差异。

在与家属进行病情沟通时，为了避免误解和医患矛盾的发生，我们建议将患者的所有家属，包括配偶和子女召集在一起，进行详尽的病情解释和讨论。这样可以确保信息的准确性和一致性，避免因沟通不充分而产生误解。同时，我们也要求家属选派一名代表负责以后的沟通和签字事宜，以确保沟通的顺畅和有效。

总之，终末期患者的病情告知是一项需要谨慎处理的任务。医务人员需要通过充分的沟通和解释，帮助家属更好地理解患者的病情和预期寿命，同时也要尽力进行治疗和护理，以延长患者的生存期和提高其生活质量。

（四）治疗策略及预期效果沟通

对于终末期患者，治疗所能带来的效果往往受限，尤其在顽固性心力衰竭的情况下，治疗更是充满挑战。由于心脏泵衰竭，患者可能出现外周水肿或组织灌注不足等问题。对于由各种心脏病引起的终末期心力衰竭，针对原发病的治疗不仅风险高，而且效果不确定，对临床预后的改善通常收效甚微而不尽如人意，可能会出现临床症状仅得到勉强改善，甚至病情恶化的情况。这些都是需要与患者家属充分沟通的内容。在面对经济条件较好、对治疗抱有高期望的患者家属时，医生需要充分、反复地告知他们患者的病情危重和治疗效果不佳的现实。同时，要避免给患者家属留下医生自暴自弃、放弃抢救的印象。医生应保证会尽最大努力缓解患者的痛苦并延长其生命。

在这种情况下，医生的角色需要发生转变。医务人员不仅要了解患者的身体状况，还要帮助家属理解患者的现状。治疗的目的不再是追求治愈，而是延缓生命、缓解痛苦，并防止医源性疾病的发生。我们应追求自然，避免不必要的医疗措施带来的额外痛苦和医疗资源浪费。对于终末期患者，医务人员的职责不是竭尽全力挽回生命，而是陪伴患者及其家属度过这段人生旅程，为患者提供安宁，同时为患者家属带来温暖与慰藉。

终末期患者主要采用姑息治疗，确保患者每天的水量、基本电解质平衡,以及适当的营养摄入。在可能的情况下,可以使用对症治疗药物和少量针对基础病的治疗措施。但所有治疗都应遵循一个原则:确保所选药物或治疗方式的效果明确且风险最低。

(五)关于心肺复苏及放弃心肺复苏的沟通

心肺复苏是抢救生命的基本手段,通过胸外按压、人工呼吸和电除颤等方式,为心搏骤停、恶性心律失常或呼吸停止的患者争取生存机会。在全球范围内,这一技术已经挽救了无数生命。在中国,人们对心肺复苏的了解多来源于影视媒体,但往往存在夸张和不规范的描述,导致公众对其效果有过高的期望。而且,心肺复苏并非没有风险。它可能导致肋骨骨折、内出血、皮肤灼伤等并发症。更重要的是,并不是每个生命都能从心肺复苏中得到挽救,尤其是对于终末期患者,如晚期肿瘤、多脏器功能衰竭的患者,其效果通常有限。即使复苏成功,患者也可能面临短期内再次发生心搏、呼吸骤停及严重意识障碍或脑死亡的高风险。

对于是否对终末期患者进行心肺复苏,这不仅是一个医学问题,还涉及法律、伦理等多个层面。从医学角度看,大多数情况下这样的抢救可能只是徒劳。但很多家属认为,不进行抢救或放弃抢救在情感上是难以接受的,可能与传统的伦理观念相悖。在这种背景下,医务人员可能会面临巨大的压力,需要在满足家属期望与遵循医学伦理之间找到平衡。

发达国家已有关于安乐死的法律讨论和实践,甚至有些患者会提前立下"遗嘱"来表达自己在临终时的医疗选择。而在中国,这种情况并不多见。但医务人员可以与家属进行深入沟通,详细解释心肺复苏的过程、可能带来的损伤、抢救的成功率,以及真正的意义。这样的沟通或许可以让更多家属做出更理性和明智的选择。

选择或放弃心肺复苏是一个非常个人化的决定,没有绝对的对错。关键是要让患者和家属明白,放弃心肺复苏并不意味着对患者的不负责,而是基于对医学和现实的理解,希望让患者能够在生命的最后阶段得到更多的安宁和尊重,避免不必要的痛苦和伤害。

(六)患者家属的死亡教育及临终关怀

受传统文化影响,死亡一直是人们避讳的话题,很少有人愿意直面它。因此,当家人或亲人面临生命终结时,大多数人都会感到无所适从,难以承受这种情感上的打击。在这种情况下,医务人员不仅要与家属沟通患者的病情，还需要对其进行死亡教育和临终关怀，帮助他们更好地应对即将到来的时刻。通过与家属的交流，医务人员可以帮助他们更积极地理解生命和死亡的意义，从而减轻内心的痛苦和不安。这样的沟通需要考虑到家属的文化背景、教育程度、宗教信仰和职业特点等多个方面，以确保信息能够准确、恰当地传达。针对不同宗教信仰者，医务人员应尊重他们对死亡的看法，可以引导家属认识到死亡并不是生命的终结，而是转化为其他形式的存在。例如，有些人认为灵魂会进入另一个世界，或者像某些文化中描述的那样，祖辈的精神会变成天上的星星，继续守护和指引我们。

同时，医务人员也要为家属提供一个情感宣泄的途径，让他们能够自由地表达自己的悲伤和痛苦。这种理解和支持对于家属来说至关重要，可以帮助他们在艰难的时刻找到一些安慰和力量。医务人员需要通过自己的专业知识和经验，以及与家属之间建立的信任关系，来提供一个安全、包容的环境，让家属能够在这个时候找到自己的心灵寄托。

（七）患者及家属心理困扰应对策略

在临终关怀时，除了提供情感支持，我们还需要帮助患者和家属应对心理困扰。包括焦虑和恐惧的管理、心理痛苦的缓解，以及对丧失和哀伤的适应。确保患者和家属得到心理支持。

在提供情绪支持和心理疏导时，我们需要注意以下几点。首先，我们要以尊重、理解和非评判性的态度来面对患者和家属的情绪。每个人都有自己的情绪反应方式，都有自己的生死观念，我们要避免对其进行评价和指责。其次，我们要鼓励患者和家属表达自己的感受和需求，而不是抑制或忽视他们的情绪。最后，我们要提供个性化的支持，根据每个人的独特情况来制定相应的情绪支持和心理疏导计划。通过有效的情绪支持和心理疏导，我们可以帮助患者和家属更好地应对心血管病临终阶段的情绪挑战，这不仅是对患者和家属的关爱和尊重，也是医疗照顾中人文关怀的重要体现。

（八）医患沟通时的技巧

在与临终患者家属沟通时，由于话题往往涉及不良病情和临终事宜，因此需要特别注意沟通的方式和环境。临床医生应选择一间大小适中、温度适宜且相对安静的房间，以营造出一个舒适和尊重的氛围。在沟通过程中，医生应保持适当的语速，表情温和，以传达出关心和同情的情感。

当家属出现哭泣或沉默不语的情况时，医生应暂时停止语言沟通，递上纸巾，通过非言语的方式表达出对家属心情的理解。适当的时候，可以给予家属安慰和支持，以减轻他们的负担。医生可以适时表达共情，对于家属所处的困境表示遗憾，并强调对他们心情的理解和支持。同时，应表达愿意继续协助家属处理患者的后续抢救和去世后的事务安排。在沟通过程中，医生还应向家属介绍医疗机构在患者去世后一般的处理程序，以及家属需要做的准备工作，以确保他们在面临患者死亡时能够有所准备，不至于感到无所适从。

重要的是，在沟通中医生要避免只关注患者的病情，将沟通视为例行公事，而忽视了家属的情感需求。要以关怀和尊重的态度与家属进行交流，确保他们在这个过程中得到必要的支持和帮助。

总之，与心血管病终末期患者及其家属沟通是一项复杂而重要的任务。心血管病终末期患者及其家属面临着巨大的生理、心理和情感压力。本文详细探讨了心血管病临终关怀中沟通的关键作用与价值，对于患者及其家属，沟通不仅是信息的传递，更是情感的交流和支持的提供。医务人员需要通过有效的沟通技巧，如倾听、提问和回应，来了解患者的需求、担忧和期望，帮助患者和家属更好地理解和应对这个阶段的挑战。通过关注患者的诊断和病情、预期寿命、治疗选择和心肺复苏决策，以及提供适当的心理支持和临终关怀，我们可以为患者和家属提供更加全面和人性化的医疗服务，传递温暖和关怀，让患者和家属感受到被尊重和关爱。在医疗照顾过程中体现出人文关怀，回归医疗的本质。

第八章 高风险医患沟通

第一节 高风险医患沟通场景

医疗领域中的高风险谈话涉及病情诊断、治疗方案、手术风险、遗传生殖、特殊诊疗医疗支出等重要内容，需要医生以高度的专业素养和沟通技巧进行清晰、坦诚的沟通。其功能在于确保患者充分知情，理解医疗决策背后的逻辑和风险，从而做出自主、明智的选择。同时，高风险谈话也有助于建立医患之间的信任关系，缓解患者的焦虑和恐惧，提升医疗服务的整体质量。一般来说，医疗领域的高风险谈话往往涉及如下内容。

一、重症与复杂疾病诊断与治疗

1. 癌症、重大手术与重症病情告知　当患者被诊断为癌症或其他重症时，医生需要详细解释病情、疾病的进展，以及可能的治疗方案；这包括解释癌症的类型、分期、治疗方案（如手术、放疗、化疗等）的效果与不良反应，以及预后和生存期等方面的信息；确保患者理解并接受所提供的信息，以便他们做出有关治疗和个人护理的决策。

2. 复杂手术决策与风险　对于涉及高风险、复杂性的手术，如心脏手术、器官移植等，医生应与患者及其家属详细讨论手术的必要性、手术过程、风险，以及预期效果；包括解释手术的成功率、可能的并发症、术后康复等方面的信息，确保患者理解并接受手术风险。

3. 不良事件处理与医疗差错管理　当医疗过程中出现不良事件或医疗差错时，医生应迅速与患者及其家属进行沟通，承认错误，解释原因，并提供补救措施；确保患者了解他们的权益，如获得赔偿、进一步治疗等，并积极采取措施，防止类似事件的再次发生。

4. 临终关怀与姑息治疗决策　对于临终患者或无法治愈的患者，医生应与患者及其家属讨论临终关怀和姑息治疗策略，如症状控制、疼痛管理等；确保患者了解各种治疗方法的预期效果和风险，并根据患者的意愿和价值观制定个性化的治疗方案。

二、医疗支出相关决策

1. 高额医疗费用与支付问题　当患者的治疗费用预计很高时，医务人员应与患者及其家属详细沟通费用结构、支付方式及可能的财务援助途径；确保患者明白他们的经济责任，并为其提供合适的支付建议和资源，以减轻患者经济负担。

2. 保险覆盖与医疗援助讨论　医务人员应与患者讨论他们的医疗保险覆盖情况，包括哪些治疗费用可以得到报销、报销比例等；对于没有保险或保险覆盖不足的患者，可提供有关医疗援助、慈善机构或其他资源的信息和帮助。

三、特殊人群与状况处理

1. 儿童、老年人、残障人士等特殊人群的治疗决策　对于儿童、老年人或残障人士，医生应考虑他们的特殊需求和能力，制定个性化的治疗方案；需要与家属或监护人进行详细讨论，确保患者得到最佳治疗，并提供必要的支持和关怀。

2. 精神障碍患者的治疗与管理　对于精神障碍患者，医生应与其及家属讨论治疗方案、风险，以及患者的法律权益；要遵循相关的法律和伦理规范，保证患者得到合适的治疗和护理，避免不必要的限制或疏忽。

四、遗传、生殖与家庭健康

1. 遗传咨询与风险评估　医生需要详细解释相关遗传病的风险、传递方式、筛查和预防措施。这不仅涉及复杂的科学知识，还需要处理患者可能产生的焦虑和恐惧。通过深入沟通，医生可以帮助家庭做出有关生育、治疗和家庭规划的明智决策。

2. 辅助生殖技术与风险讨论　医生需要与患者深入讨论各种技术的成功率、费用、多胎妊娠的风险，以及情感和法律层面的问题。确保患者在充分知情的情况下做出决策，并为他们提供全方位的支持。

3. 高危妊娠管理与决策　对于高危妊娠，如高龄产妇、患有某些疾病或存在其他风险的孕妇，医生需要进行深入的谈话来解释可能的风险、并发症和管理策略。这包括讨论增加的检查、必要的药物、提前分娩的可能性等，制订最合适的妊娠管理计划。

五、特殊治疗方法与风险

1. 放射治疗与防护措施　放射治疗简称放疗，是癌症等疾病的重要治疗手段，但它也对患者和周围的人带来一定的风险。医生需要详细解释放疗的目的、预期效果，以及可能的不良反应，如皮肤反应、疲劳等。同时，还需要讨论必要的防护措施，如避免与孕妇和儿童长时间接触、使用防护服等，以保障患者和家属的安全。

2. 临床试验与风险说明　有些患者可能会考虑参与新药或者器械等临床试验，以获取新的治疗机会。但这样的决策背后也伴随着未知的风险。医生需要明确告知患者试验的目的、预期效果、可能的风险，以及试验中的权利和责任。确保患者在充分了解的基础上，做出是否参与的决策。

3. 输血与血制品使用的风险讨论　虽然输血和血制品使用在医疗中很常见，但它们也带有一定的风险，如输血反应、疾病传播等。医生需要与患者讨论输血的必要性、来源、筛选过程，以及可能的风险。确保患者在需要时能够得到合适的输血治疗，同时也明白相关的风险。

4. 疫情防控措施与治疗调整沟通　在疫情或其他公共卫生事件期间，患者治疗可能受到一定的影响。医生需要与患者沟通当前的疫情状况、防控措施，以及对治疗可能产生的影响。这包括讨论治疗方案的调整、访视政策的改变等，确保患者在特殊时期也能得到最佳的治疗和关怀。

第二节　高风险医患沟通的要求

一、场所要求

为确保高风险医疗沟通的顺利进行，应选择适当的场所进行谈话，具体要求如下。

(1)选择医院或医疗机构内相对独立的房间,确保隐私保护。

(2)场所应具备宽敞明亮的特点,布置应轻松明快而不失严肃庄重,以营造舒适的沟通氛围。

(3)具备良好的隔音效果,以减少外部干扰,确保谈话的专注度和效果。

二、设备要求

(1)舒适的座椅和桌子,确保参与人员坐姿舒适,能够保持良好的体态和注意力。

(2)配备全方位的摄像监控及录音设备,记录沟通过程,以便回顾和查证。

(3)准备必要的医学信息和治疗方案展示设备,如电脑、投影仪等,以便医生能够直观地展示和解释相关信息。

(4)设置合适的照明和空调设备,确保场所舒适度,减少不必要的干扰因素。

三、参与人员及相关要求

高风险医疗沟通涉及多方参与,包括医生、患者和(或)家属,以及律师。各方的角色和职责如下。

(一)医生

(1)由患者治疗组团队中具有主治医生以上职称的医生担任主谈人员,确保沟通的专业性和权威性。

(2)负责具体事项的告知,解答患者或律师提出的疑问,确保患者和家属充分理解病情和治疗方案。

(3)使用简单易懂的语言,避免用专业术语和复杂医学概念,以便患者和家属能够更好地理解和接受信息。

(4)遵循法律和伦理规范,保护患者隐私权和自主决策权,尊重患者和家属的意见和选择。

(二)患者和(或)家属

(1)阅读告知文书,了解病情、治疗方案和风险等相关信息。

(2)向医生提出疑问,寻求必要的解释和澄清。

(3)在律师见证下签署告知文书,确认对沟通内容的理解和同意。

(4)除实行保护性医疗措施或不宜向患者本人说明病情的,原则上患者本人应参与谈话。若患者本人无法参与,应尽可能邀请直系亲属参与谈话。

(三)医院法务部门人员

(1)核实家属身份,确保其具备参与谈话的法律资格。

(2)告知患者和家属享有的权利和应遵循的义务,确保其合法权益得到充分保障。

(3)解答医患双方在法律方面的疑问,提供必要的法律支持和建议。

(4)负责对谈话内容进行全程录音,并将谈话过程中关键的内容记录在"高风险患者谈话登记本"。确保沟通内容能够被准确、完整地记录和保存。

(5)见证所有谈话参与人员在登记本中签字的内容,确认各方对沟通内容的认同和接受。

四、沟通过程及相关要求

(1)在医疗机构的医务科主持下启动高风险沟通流程,确保沟通的权威性和规范性。

(2)由法务部门核查参加沟通人员,包括医患双方人员的身份和法律属性,确保其具备参与谈话的合法资格。

(3)医务部或医患关系协调部门相关人员介绍高风险谈话的目的、意义及要求,为患者和家属提供必要的背景信息和心理准备。并告知为保护医患双方的合法权益,本次谈话会被全程录像、录音;最后还要在相关文书上签字存档。

(4)告知患者的权利及义务,确保患者和家属充分了解自己在医疗过程中的权益和责任。

(5)医务人员介绍患者病情、诊断及治疗方案,并介绍相关的风险利弊。告知患者后续的诊疗操作,如手术、介入等适应证、步骤、一般风险、特殊风险、可能的并发症及其相关对策、治疗费用等。

(6)要求所有家属在手术同意书上签字,在高风险谈话单上签字。

(7)结束谈话。

第三节　心血管科高风险医患沟通

心血管科涉及的高风险医患沟通的情景往往与病情严重、特殊心血管技术，如冠状动脉旋磨、体外膜肺氧合（extracorporeal membrane oxygenation，ECMO）及主动脉内球囊反搏（intra-aortic balloon pump，IABP）等辅助支持医疗费用高、治疗效果可能难以达到预期等相关，这些情况下，若沟通不到位，容易引起误解及医疗纠纷。下面罗列一些心血管内科常见的高风险谈话的情景，仅供同道们参考。实际上，还有一些情况，由于多种因素，医患关系信任薄弱，比如一些患者个性偏执、吹毛求疵，或本身有精神心理障碍；或者患者理解能力相对较差，沟通相对难以进行；有些患者经济支付力相对薄弱，但是治疗费用又较高；等等，都是一些不稳定因素，也往往需要进行高风险谈话。

一、复杂高危冠心病

复杂高危冠心病（complex high-risk and indicated patient，CHIP）患者指的是临床上血流动力学不稳定、合并症多（如严重心力衰竭、肾功能不全、糖尿病等）、无法进行外科血运重建的复杂、极高风险、有介入指征的冠心病患者。CHIP 强调的是复杂、高危、有介入指征但外科治疗也束手无策的患者，因此，CHIP 有两重含义：一个是病情复杂、病变高危，另一个是有介入指征。复杂高危是特征，有指征是关键。这预示着超高的难度、极高的风险、不良的预后及不菲的医疗支出。在对这些患者进行诊疗时，尤其要做好相应的医患沟通，做到充分的知情同意。

（一）CHIP 患者的复杂性

1. 病情多样性　CHIP 患者常常伴随着多种合并症。这些合并症的存在使得患者的病情更复杂和多样化，需要综合考虑不同疾病之间的相互影响和治疗方法的选择。

2. 病变严重性　CHIP 患者的冠状动脉病变通常比较严重和复杂，通常存在多支血管病变、弥漫性病变、钙化病变等情况。这使得介入手术的风险和难度增加，需要更加谨慎制定精细的治疗策略。

3. 血流动力学不稳定　CHIP 患者常常存在血流动力学不稳定的情况，如心律失常、心功能不全等。这使得患者的病情更不稳定和难以预测，需要密切监测和及时调整治疗方案。

4. 高风险性　由于 CHIP 患者的病情复杂性和严重性，治疗过程中往往存在着较高的风险，如手术并发症、出血、感染，甚至危及生命的心脑血管事件等。这些风险需要医生向患者家属进行充分的沟通，以确保治疗的安全性和有效性。

5. 个体化差异　CHIP 患者的个体差异较大，包括年龄、性别、遗传背景、生活方式等方面的差异。这使得治疗方案需要根据患者的具体情况进行个体化的调整和优化，以提高治疗效果和降低风险。

（二）CHIP 患者的沟通要点

1. 患者的复杂性和高危性　与 CHIP 患者沟通时，需要强调他们的病情复杂性和高危性。这包括合并症的存在、血流动力学不稳定等因素，这些因素增加了治疗的风险和难度。医生需要向患者和家属清楚传达这一信息，以确保他们对病情有正确的理解和预期。

2. 个体化治疗方案的重要性　由于 CHIP 患者的病情复杂性和高危性，个体化的治疗方案至关重要。医生需要与患者和家属充分沟通，解释治疗方案的制定过程，强调根据患者的具体情况和风险因素进行个体化的治疗决策。这有助于建立患者和家属对治疗方案的信任和合作。

3. 风险与获益的平衡　对于 CHIP 患者，治疗方案往往伴随着很高的风险。医生在与患者和家属沟通时，需要充分解释治疗方案的风险和可能的获益，并与他们共同讨论和决策。这有助于确保患者在充分了解情况的基础上做出自主的治疗选择。

4. 介入治疗的必要性与紧迫性　该类患者往往冠状动脉病变复杂，心肌缺血严重，或者已经合并严重的心力衰竭，生命安全受到极大的威胁，若不及时纠正心肌缺血，则患者的心律失常、心力衰竭难以纠正，生命安全得不到保障。

5. 介入治疗的困难性　患者冠状动脉病变往往存在多种高危状况，比如主干病变、弥漫病变、多支病变、分叉病变、钙化病变。这些往往处理起来极其棘手，难以“短、平、快”解决。一旦开始介入术，通常可能面临一些棘手的局面，比如边支闭塞、内膜撕裂、慢血流无再流等。患者介入过程中往往

容易诱发介入相关的心肌梗死、造影剂肾病、心力衰竭恶化等并发症。

6. 介入术费用通常较高　由于血流动力学不稳，通常需要器械辅助支持，比如 ECMO 和（或）IABP 应用；由于病变复杂，通常需要腔内影像学指导，由于钙化病变，有时候需要冠状动脉旋磨或者激光等新技术处理，从而提高介入治疗的成功率与远期预后。这些都意味着患者介入费用的大幅增加。

7. 情感支持和心理关怀　CHIP 患者的病情复杂和高危性可能给患者和家属带来巨大的心理压力和焦虑。医生在与他们沟通时，需要给予情感支持和心理关怀，帮助他们面对和处理情绪问题。

二、冠状动脉旋磨术

冠状动脉旋磨术是一种复杂而精细的操作，主要用于处理冠心病患者血管中的钙化病变。通过旋磨的方式，能够有效地打磨血管中的钙化斑块，发挥斑块销蚀或者斑块修饰的作用，降低预处理风险，比如球囊破裂、血管破裂等，为后续的介入操作（如支架置入）创造有利的条件。

（一）冠状动脉旋磨术原理

冠状动脉旋磨术是一种通过差异性切割原理，将钙化病变打磨，类似剃须刀一样，仅对坚硬的部分打磨切削，而对软组织影响较小。将冠状动脉旋磨导管通过一根特殊的导管送至冠状动脉内，到达病变位置后，开动旋磨推进器，气泵推动旋磨头以 16 万～18 万转/分的速度旋转，术者操纵前进、后退，将狭窄部位磨除。

（二）冠状动脉旋磨术相关风险或并发症

1. 冠状动脉损伤和痉挛　旋磨过程中可能会导致冠状动脉内膜的损伤，增加血栓形成的风险，同时也可能引起冠状动脉的痉挛。

2. 旋磨头嵌顿、导丝断裂　在手术过程中，有可能会出现旋磨头在冠状动脉内嵌顿或导丝断裂的情况，这些都可能导致血管损伤和手术失败，有时需要外科开胸解决，严重时甚至有生命危险。

3. 心动过缓、房室传导阻滞　旋磨刺激可能会引发心动过缓或房室传导阻滞，这需要医生在手术过程中密切监测并及时处理。

4. 冠状动脉穿孔、撕裂和心脏压塞　虽然发生率较低，但冠状动脉旋磨术有可能导致冠状动脉的穿孔或撕裂，严重时可能引发心脏压塞等严重并发症。

(三)冠状动脉旋磨术沟通要点

1. 详细解析冠状动脉旋磨术的原理及必要性　告知通过目前的影像学检查结果,比如冠状动脉 CT 血管成像(CTA)或者此前的冠状动脉造影结果,冠状动脉钙化严重,有必要使用冠状动脉旋磨术等对钙化病变进行良好的预处理。可以通过使用医学图像、动画或模型,详细展示血管堵塞和钙化斑块的实际情况,以及旋磨术的预期效果。

2. 深入解释手术细节和技术　详细介绍旋磨术中所使用的设备和工具,包括导管、旋磨头等,并解释其工作原理和作用。阐述手术过程中可能出现的不同情况和应对策略,以帮助患者做好心理准备。

3. 全面告知手术风险和并发症　根据患者的具体情况,详细分析手术过程中可能出现的风险和并发症,并解释其发生的原因和概率。需要将相关的并发症详尽告知患者及家属,并告知并发症发生的概率、预防措施及补救措施等。

4. 医生积极主动地向患者及其家属介绍医生和团队降低手术风险和并发症方面的经验和专业资质　讨论在出现风险和并发症的情况下,医生和团队将如何迅速、有效地应对,以最大限度地保障患者的安全。

5. 手术前评估和准备　详细解释手术前需要进行的各项评估和检查的目的和重要性,如心功能评估、肾功能评估等。

三、器械辅助支持

ECMO 可以将血液从体内引出,通过氧合器和泵来提供呼吸和循环支持。ECMO 常用于急性呼吸衰竭、心力衰竭等情况下的生命支持治疗。IABP 通过股动脉插入,可以降低后负荷,增强心功能,增加舒张压,从而增加冠状动脉和脑部血流灌注。IABP 常用于急性心肌梗死、心源性休克等情况下,以改善心肌缺血和心功能,从而为血运重建创造机会。

使用器械辅助支持的风险与并发症如下。①出血和血栓形成:由于经股动脉插入 IABP 或 ECMO 导管,可能导致局部出血和血栓形成,严重时可能引起下肢坏死。②感染:所有介入操作都可能导致感染,因此需要严格的无菌操作。③肾功能损害:血流动力学变化和药物使用可能导致肾功能损害。④心血管事件:如急性心肌梗死、心力衰竭等心血管事件可能在操作过程中或操作后发生。⑤其他并发症:如导管断裂、气囊漏气、血管损伤等也可能发生。

在某些特别复杂危重的患者，往往需要这些器械辅助支持才能进行血运重建。比如上述的 CHIP 患者，或者已经发生严重心力衰竭或休克的患者等。这些患者往往需要尽早使用器械辅助支持，使血流动力学稳定，降低死亡率，而后才能开展后续的工作。换句话，需要使用器械辅助支持的患者，往往临床表现极为危重。那么，即使上了器械辅助支持，也不一定能够挽救生命，同时，器械辅助支持本身可能带来相应的并发症及风险。需要与患者做好相应的沟通，告知其风险、费用、可能的不良预后等，还要告知不确定性的内容。

四、经皮主动脉瓣置换术

经皮主动脉瓣置换术（TAVR）是一种治疗主动脉瓣狭窄或反流等疾病的微创介入技术。TAVR 具有许多优点，存在一定的风险和并发症。以下是需要与患者及家属进行沟通的内容。

1. 治疗现状　TAVR 起步晚，发展迅速，目前已经成为一种常用的治疗主动脉瓣狭窄或反流的方法，特别是在高龄、高危患者中，尤其是失去外科手术机会或者外科风险极高的患者具有较好的适应证。

2. 手术优势　经皮介入，微创，通常无须外科开胸，无须体外循环，无须输血，恢复快。对极高危外科患者具有较强的应用价值。

3. 治疗效果　临床研究数据证实，TAVR 与外科换瓣术一样，能够有效地改善患者的预后和生活质量。在多数情况下，手术后患者的血流动力学得到改善，心功能得到增强，生活质量得到提高。然而，由于个体差异和病情严重程度的不同，治疗效果可能会有所不同。

4. 并发症情况　随着经验的积累、技术的进步及器械的更新，TAVR 并发症大幅下降。但是，TAVR 手术过程中仍可能会出现一些并发症，如血管损伤、脑卒中、瓣周漏、房室传导阻滞、冠状动脉堵塞等。这些并发症的发生率因患者基础状况、手术团队技术实力及经验等差别而不同。有些并发症会导致极严重的后果，比如主动脉破裂，往往会导致患者快速死亡，如果预案准备不足的话，抢救成功的可能性极小。

5. 手术挑战性　对术前患者原有瓣膜的评估要求较高，针对影像学结果需要做非常详细的分析评估，从而选择合适的瓣膜，预估手术成功率、预期并发症的概率。

6. 风险收益比　对于任何一种治疗方法，风险和收益都是需要考虑的重要因素。在TAVR手术中，由于手术具有较高的复杂性和风险性、较高并发症的可能性，以及较高的医疗费用，因此需要充分评估患者的病情、身体状况和预期效果等因素。在沟通中，医生需要向患者及其家属详细介绍手术的风险和可能出现的并发症，同时强调手术的收益和预期效果。

总之，TAVR是一种有效的治疗主动脉瓣狭窄或反流的方法，但仍然存在一定的风险和并发症，而且该手术的医疗费用仍然较高。在沟通中，医生需要向患者及其家属详细介绍手术的风险和收益，以便他们做出明智的决策。同时，医生还需要根据患者的具体情况进行个体化的评估和治疗方案制定，以最大限度地提高治疗效果和减少并发症的发生。

五、左心耳封堵术

左心耳封堵术是一种微创的介入治疗技术，主要用于预防心房颤动引起的脑卒中。以下是关于左心耳封堵术的治疗现状、治疗效果、并发症，以及评价手术的风险收益比。

1. 治疗现状　左心耳封堵术是一种新型的心房颤动脑卒中预防方法，具有创伤小、恢复快、安全等特点。随着技术的不断发展，左心耳封堵术在全球范围内得到了广泛应用，成为许多心房颤动患者预防脑卒中的治疗方法。

2. 治疗效果　大量的临床研究证明，左心耳封堵术可以有效地预防心房颤动患者的脑卒中事件，同时减少患者的抗凝药物使用。根据一项长期随访研究，接受左心耳封堵术的患者在术后10年内，脑卒中发生率约为1.0%，而未接受手术治疗的患者则为4.5%左右。因此，左心耳封堵术对于心房颤动患者具有很好的疗效。

3. 并发症　任何一种手术都存在一定的并发症风险。对于左心耳封堵术来说，常见的并发症包括封堵器脱落、血栓形成、心包积液等。这些并发症的发生率较低，但仍然有可能发生。因此，医生需要在术前充分评估患者的病情和身体状况，术中严格操作，术后密切观察患者的病情变化，及时处理可能出现的并发症。

4. 评价手术的风险收益比　在评价左心耳封堵术的风险收益比时，我们需要考虑到手术的治疗效果和并发症风险。对于大多数心房颤动患者来说，左心耳封堵术是一种安全、有效的治疗方法。左心耳封堵术可以有效地预防心房颤动患者的脑卒中事件，提高患者的生活质量。但是，左心耳封堵术仍然具有一定的并发症风险，医生需要充分评估患者的病情和身体状况，向患者详细解释手术的风险和收益，以便患者做出明智的决策。同时，医生还需要根据患者的具体情况进行个体化的评估和治疗方案制定，以最大限度地提高治疗效果和减少并发症的发生。

六、心脏再同步化治疗

心脏再同步化治疗（cardiac resynchronization therapy，CRT）是一种通过起搏器或除颤器的治疗方式，使心脏收缩恢复同步，从而改善心力衰竭患者心功能的治疗方法。下面将根据 CRT 的治疗现状、治疗效果、缺点、并发症，以及如何与患者进行沟通来评价这个手术的风险收益比。

1. 治疗现状　CRT 已被广泛接受并应用于临床，成为治疗心力衰竭的有效手段之一。通过调整心脏的起搏顺序，CRT 能够改善心脏的收缩协调性，增加心输出量，减轻心力衰竭的症状。

2. 治疗效果　大量的临床研究证明，CRT 对于心力衰竭患者具有显著的治疗效果。它可以提高运动耐量、减轻疲劳和呼吸困难等症状、减少住院次数、改善患者的生活质量及延长患者寿命。

3. 缺点　CRT 治疗是通过起搏顺序，让心脏收缩更符合生理状态，从而改善心功能，它不能改变心肌收缩力本身，不能改变基础病变，比如心肌缺血、瓣膜狭窄或者反流、心肌扩张等。另外，这项治疗的费用仍然较高，针对经济较困难、期望值比较高的患者，尤其要做好充分的沟通，降低患者的预期，做了这个手术，可以一定程度上延长患者寿命，提高患者生活质量，而不是从根本上纠正心力衰竭。

4. 并发症　CRT 是一种相对安全的手术，但存在一定的并发症风险。常见的并发症包括感染、起搏器或除颤器故障、导线移位或断裂等。此外，CRT 还可能导致心律失常、血肿或过敏反应等并发症。因此，在进行 CRT 前，医生需要对患者进行全面的评估和讨论，确保手术的安全性和有效性。

5. 评价手术的风险收益比　CRT 花费较高，并发症风险并不高，风险可控，创伤不大；收益方面，对于符合条件的心力衰竭患者来说，CRT 可以显著改善心功能和生活质量，降低死亡率。但其不能从根本上纠正心力衰竭，不能改变基础病。只能说在一定范围内,一定程度上延长寿命,提高生活质量。因此,需要获得充分的知情同意。尤其是对于经济支付能力较弱、临床期望值较高的患者需要谨慎谈话。

6. 医患沟通内容　需要充分解释 CRT 的原理、手术过程、预期效果,以及可能的并发症风险。患者应该被告知 CRT 是一种有效的治疗方法,但也需要承担一定的风险。与患者共同制定治疗方案,确保患者对手术有充分的了解和准备。

第九章　常见临床问题及认知误区沟通

心血管内科涉及众多复杂问题及误区，这不仅考验着医生的临床能力，更挑战着医患之间的沟通与合作。青年心血管病医生，作为未来的中坚力量，更应关注这些常见问题，学会用合适的方式与患者及家属进行有效沟通。本章摘取临床常见的问题及认知误区，为青年医生提供实用的沟通内容、方法和技巧，助力提升医患关系，优化治疗效果，为心血管病患者带来更好的医疗体验。

第一节　高血压

一、没有症状就不用服降压药

1. 解释高血压的危害　首先，要明确告诉患者，高血压被称为“无声的杀手”。即使患者没有感觉到任何不适，但高血压仍可能悄悄地损害血管、心脏、肾和其他器官。

2. 描述高血压与并发症的关系　高血压是心脏病、脑卒中、肾病等多种严重疾病的危险因素。它可以加速动脉硬化，导致心脏肥厚、心力衰竭等。此外，高血压还与认知障碍、痴呆等神经系统问题有关。

3. 解释药物的必要性　降压药（又称抗高血压药）不仅是为了缓解症状，更重要的是控制血压，减少未来可能出现并发症的风险。

4. 提供统计数据　给患者看一些关于高血压并发症发病率、死亡率等统计数据，让他们明白控制血压的重要性。

5. 回应患者的顾虑　如果患者对服药有顾虑或担心，如不良反应等，要耐心解释，同时讨论是否有其他可选药物或方法。

最后，建议与患者保持持续的沟通，确保他们充分理解自己的病情和治疗方案，同时鼓励他们定期进行检查和随访。

二、吃降压药把肾破坏了

1. 阐明降压药的作用机制　降压药主要通过抑制血管收缩、降低心输出量等方式来降低血压，它们通常不会直接影响肾功能。

2. 区分降压药的不良反应与肾损伤　一些降压药在少数情况下可能会引发不良反应，如干咳、头晕等，但这些不良反应并不等同于肾损伤。我们可以解释这些不良反应的发生率通常较低，并且可以通过调整药物剂量或更换其他降压药来解决。

3. 强调高血压对肾的损害　高血压是肾损伤的主要因素之一。长期的高血压会导致肾小球滤过率增加，进而引发肾结构和功能的改变。通过控制血压，降压药实际上有助于保护肾免受进一步损害。

4. 提供科学研究证据　引用权威性的医学研究和临床试验数据，证明降压药在合理使用下对肾是安全的。这些研究通常会有比较大规模的患者群体，以评估药物长期使用的安全性。

5. 个体化治疗方案　每位患者的病情和身体状况是不同的，因此降压药的选择和剂量应该根据个体情况进行调整。向患者强调个体化治疗方案的重要性，并解释医生会根据患者的具体情况来选择合适的降压药，以最大化治疗效果，同时最小化不良反应。

6. 鼓励患者定期随访　强调定期随访的重要性。通过定期监测患者的血压和肾功能，可以及时调整治疗方案，确保患者获得最佳的治疗效果。

通过这样的沟通，希望能够帮助患者更加科学地看待降压药，消除不必要的恐惧，并鼓励他们积极参与自己的健康管理。

三、一吃降压药就成瘾，无法停药了

当患者认为一吃降压药就成瘾、无法停药时，我们可以这样进行教育。

1. 纠正“成瘾”的概念　需要明确降压药不是成瘾性药物。它与那些产生心理或生理依赖的药物有本质的区别。解释降压药只是帮助身体恢复到正常的血压水平，并不产生任何快感或依赖。

2. 解释为何不能随意停药　高血压是一种慢性疾病，大部分患者需要长期服药来控制血压。这不是因为药物“成瘾”，而是因为疾病的性质。突然停药可能导致血压反弹，甚至超过原来的水平，这对身体是非常危险的。

3. 描述降压药的长期益处　除了控制血压，降压药还有助于降低心脏病、脑卒中、肾病等并发症的风险。当患者了解到降压药背后的这些“好处”，他们可能更容易理解长期服药的必要性。

4. 用类比进行教育　可以使用日常生活中的类比来解释，如“降压药就像每天吃饭一样，我们的身体需要食物来提供能量，同样，对于高血压患者，身体需要降压药来维持正常的血压”。

5. 强调与医生的合作关系　鼓励患者与医生建立长期的合作关系，确保治疗方案的合理性和安全性。告诉患者，医生会根据他们的血压控制情况、生活方式调整等因素，定期评估是否需要调整药物剂量或更换药物。

6. 提及可能的减量或停药时机　对于一些患者，随着生活方式的改善和血压的稳定，有可能减少药物剂量或在医生的指导下停药。但这需要医生的评估和建议。

通过这样的沟通，我们可以帮助患者正确理解降压药的作用和必要性，消除他们对“成瘾”的担忧。

第二节　冠心病

一、冠心病没有症状就无须长期吃药

针对此误区，医生可以采取以下策略进行应对。

1. 教育患者理解冠心病的本质　首先，医生需要向患者解释冠心病是一种慢性疾病，其动脉粥样硬化的病理生理过程不会因为症状的暂时缓解而完全停止。即使没有症状，冠状动脉粥样硬化仍在进展，因此持续的调脂、抗动脉硬化、抗血小板等治疗是必要的。

2. 强调药物治疗的重要性　医生应该详细解释每种药物的作用机制、如何帮助改善病情，以及预防未来的心血管事件。这有助于患者理解，即使没有症状，药物仍在发挥保护作用。

3. 鼓励定期随访和监测　强调定期随访的重要性，以便及时调整治疗方案并监测疾病的进展。这可以帮助患者看到持续治疗的实际效果，从而增强其依从性。

4. 家属教育　鼓励患者家属参与教育过程,让他们了解持续治疗的重要性。家属的支持和督促有时对患者遵循治疗方案起到关键作用。

通过以上策略,医生可以帮助冠心病患者更好地理解并接受即使没有症状也需要持续治疗的事实,从而提高治疗效果和生活质量。

二、冠心病放了支架就啥都不能做了

冠心病患者放入支架后,有些患者非常担心支架会发生异常,所以,日常生活则小心翼翼,家属也阻止患者参与社会活动或者一些劳动。导致患者觉得,放了支架后什么都不能做了。以下是一些建议,以帮助患者纠正这一观念。

1. 了解支架的作用　支架置入是一种治疗冠心病的手段,它可以帮助解除狭窄的冠状动脉,恢复血液流通,从而减轻心绞痛等症状。放入支架后,患者仍然可以进行日常活动和工作。若非存在心肌梗死,冠状动脉支架置入后,患者理应具有较好的活力耐力。

2. 遵循医生的建议　放入支架后,患者需要遵循医生的建议,按时服药、定期随访,并进行必要的生活方式调整,如戒烟、控制饮食、增加运动等。这些措施有助于减少再次发生狭窄的风险。

3. 逐渐恢复活动　放入支架后,患者可能需要一段时间的恢复期。在此期间,患者可以逐渐增加活动量,但要避免过度劳累。医生会根据患者的具体情况制订适当的康复计划。

4. 保持积极心态　冠心病是一种慢性疾病,患者需要保持积极的心态,配合医生的治疗建议,积极面对生活。过度焦虑和抑郁不利于疾病的恢复。

总之,置入冠状动脉支架并不意味着患者什么都不能做。冠心病心绞痛患者冠状动脉介入术后,理论上患者心肌缺血得到纠正后,活动耐力会有相当程度的恢复,能够参加一定量的体力活动。如果患者属于心肌梗死,那么,就需要在医生的指导下,逐步恢复体力活动,缓慢增加活动量、活动时间及活动强度。通过积极的心脏康复,重新回归家庭,回归社会。

三、放了支架活不了多久

当患者表达“放了支架活不了多久”这样的错误认知时,心血管科医务人员可以通过以下措施来纠正他们的观念。

1. 提供正确的信息　首先，向患者详细解释支架的作用和目的，以及支架手术后的预期效果。强调支架手术是一种有效的治疗冠心病的方法，可以显著改善患者的生活质量和预后。

2. 强调个体差异　告诉患者每个人的病情和体质都是不同的，支架手术后的生存期和预后也会因人而异。一些患者可能在手术后恢复得很好，并且生活质量得到显著提高，而另外一些患者，尤其是急性心肌梗死的患者，其梗死面积的多少，以及梗死部位的不同，血运重建后的预后差别很大。需要说明的是，这时候的支架治疗是一种补救，其预后的决定因素不在于支架，而在于其自身的病情。

3. 引用统计数据和研究　为了增加说服力，引用相关的统计数据和研究结果，说明支架手术后患者的生存期和生活质量的情况。这些数据可以帮助患者更客观地了解支架手术的效果和预后。

4. 鼓励积极的生活方式和心态　强调积极的生活方式和心态对于冠心病患者的重要性。这包括戒烟、控制饮食、增加运动、保持社交活动等。同时，鼓励患者保持乐观的心态，积极配合治疗，与家人和医疗团队保持良好的沟通。

5. 提供心理支持　如果患者表现出过度的焦虑和抑郁情绪，建议他们寻求心理支持，如心理咨询或治疗。心理支持可以帮助患者更好地应对疾病带来的情绪压力，提高生活质量。

总之，纠正患者对支架手术后的错误认知需要耐心和细致的沟通。通过提供正确的信息、强调个体差异、引用统计数据和研究、鼓励积极的生活方式和心态，以及提供心理支持，帮助患者更客观地了解支架手术的效果和预后，从而增强他们对治疗的信心和依从性。

第三节　其他

一、心力衰竭患者心脏再同步化治疗后活不了几年

当患者表达“心力衰竭患者心脏再同步化治疗后活不了几年”这样的错误认知时，医务人员可以采取以下措施来纠正他们的观念。

1. 详细解释心脏再同步化治疗的作用　首先，向患者详细解释心脏再同步化治疗（CRT）的原理、目的，以及它如何帮助心力衰竭患者。CRT 是一种通过置入特殊起搏器来协调心脏两侧收缩的治疗方法，旨在改善心力衰竭患者的症状和预后。它只能通过让心脏收缩更同步，而不是纠正基础病或者增强心肌收缩力而改善心功能。

2. 强调个体差异　每个患者的基础病情、个人体质，以及对治疗的反应都是不同的，CRT 置入后，预后往往存在较大的差异。不能一概而论地认为所有心力衰竭患者在接受 CRT 后生存时间都很短。实际上，相当一部分 CRT 反应性较好者在接受 CRT 后，症状会得到显著改善，并且生存期会得到延长。当然，如果进行 CRT 时患者已经有较长时间的心力衰竭的话，残存心肌细胞收缩功能已经到达强弩之末，此时，CRT 所发挥的作用则相对有限。预期寿命则难以得到理想的改善。

3. 提供成功的案例和数据　与患者分享一些成功的 CRT 案例和相关的统计数据，可以增强说服力。这些数据和案例可以帮助患者更客观地了解 CRT 的效果，从而减轻他们的焦虑和恐惧。

4. 强调综合治疗和长期管理　告诉患者 CRT 只是心力衰竭综合治疗的一部分。为了获得最佳的治疗效果，患者还需要遵循医生的建议，按时服药、定期随访，并进行必要的生活方式调整。

5. 提供心理支持和教育　心力衰竭是一种慢性疾病，对患者的心理健康也会产生影响。鼓励患者寻求心理支持，提供相关的教育资源，帮助患者更好地了解和管理自己的疾病。

二、等有钱了再治疗先天性心脏病

1. 强调疾病的严重性　向患者详细解释先天性心脏病的严重性，以及可能带来的风险。强调某些先天性心脏病是严重的疾病，如果不及时治疗，可能会导致心功能受损、心脏肥大、心律失常、心力衰竭等严重后果。这些后果可能对患者的生活质量和寿命产生严重影响。

2. 说明治疗的紧迫性　告诉患者，先天性心脏病的治疗通常越早越好。早期治疗可以有效地改善心功能，减轻症状，并降低并发症的风险。延迟治疗可能会使病情恶化，增加治疗的难度和风险。

3. 介绍治疗的经济援助和资源　向患者介绍可能存在的经济援助和资

源，以减轻他们的经济负担。这包括政府资助、医疗保险、慈善机构、基金会等。通过了解这些资源，患者可以更好地制订自己的治疗计划。

三、中药没有不良反应，西药有毒

当面对患者“中药没有不良反应，西药有毒”的观点时，我们可以这样进行反馈。

1. 强调所有药物都有不良反应　首先需要明确的是，无论是中药还是西药，所有药物都有可能产生不良反应。

2. 解释不良反应与毒性之间的区别　不良反应通常是药物在治疗作用外的一些不期望的效应，而毒性则是指药物对身体产生的严重伤害。尽管某些西药可能有较严重的不良反应或毒性，但经过合理使用和监测，其风险可以大大降低。

3. 澄清中药并非无不良反应　中药在许多疾病治疗中都有其独特的价值，但同样不是完全没有不良反应。中药的成分复杂，与西药一样，也可能导致过敏、胃肠不适等反应。因此，中药也需要在医生的指导下合理使用。

4. 强调个体化用药的重要性　每个人的身体状况和反应都是不同的，所以选择中药还是西药，以及具体的药物种类和剂量，都应该根据患者个体情况来定。医生会根据患者的具体情况，权衡利弊，选择最合适的药物进行治疗。

最终，我们的目标是帮助患者建立科学的用药观念，确保他们能够在医生的指导下，合理选择和使用药物，达到最佳的治疗效果。

第十章 不同类别患者的沟通

在日常诊疗过程中,医患沟通是至关重要的一环。医务人员不仅要精准传递信息,更要确保这些信息能被患者充分理解。患者的社会背景、教育水平、从事职业、宗教信仰等多种因素都可能影响他们对医疗信息的接收和理解。因此,医务人员需要具备适应多种情景、不同类型患者的沟通能力,不能仅仅依赖单一的模式来应对所有的患者。例如,来自农村的患者可能在与医生的沟通中表现出两种极端的态度:一种是极度信任,言听计从;另一种则是由于医疗知识的匮乏,对医生的建议持怀疑态度,需要临床医生区别沟通。教师职业群体通常具有较强的探究精神,他们可能会对医疗建议进行深入的追问和探讨,这可能需要医生花费更多的时间和精力。

为了更好地探讨这一问题,笔者将患者按照社会阶层、职业、宗教信仰等因素进行分类讨论。这种分类并不是为了给患者打上标签,而是为了更好地理解他们的思维方式和心理特征乃至行为特征,从而更好地理解其就医过程中的各种行为,达到更有效的沟通的目的。然而,笔者要强调的是,这种分类仅仅是基于大体趋势的描述,并不能涵盖每一个个体。因此,医务人员在实际沟通中,仍需要保持开放和灵活的思维方式,根据每一位患者的具体情况进行调整,不能一概而论。

总之,笔者期望通过深入描绘各类患者的特征,为年轻医生提供一套行之有效的沟通和交流策略。年轻医生可以参考这些策略,结合实际情况灵活运用,以建立更和谐的医患关系,提供更优质的医疗服务。

第一节 农村患者

笔者所在的医院及科室收住的患者近一半来自农村。笔者多年为来自农村的患者朋友提供医疗服务,有不少体会。

一、农村患者的一般特征

1. 保守和谨慎　农村患者可能更倾向于保持传统观念，对新事物持保守态度。农耕思想深深根植于普通百姓的内心深处，这就是顺应命运的价值观，比如面对严重的病情且面临着巨大的风险的时候，可能往往选择拒绝风险，拒绝冒险治疗。

2. 家庭支持系统比较薄弱　农村患者可求助的对象比较少；往往青壮年人外地打工，留下老人与孩子在家；一旦老人生病，家里孩子无人照看，或者老人的子女从外地返回照顾，因此，急于返回，时间有限。要求尽快完成医疗检验、检查、手术等医疗行为，尽快出院回家。

3. 文化不适应　农村和城市之间存在一些文化差异，包括语言、生活习惯等。这种文化的不适应可能使农村患者在就医过程中感到困惑和孤独。

4. 对未知环境的不安　农村患者来到城市就医，往往面临一个全新且陌生的环境。这种环境的改变可能会使他们感到不安和紧张，因为他们不熟悉城市的医疗系统、流程和设施，担心自己的农村背景会被城市医生或医疗机构歧视或忽视。

5. 经济压力　农村患者尤其是老年人，缺乏经济来源，经济能力相对不足，因而，他们对检验、检查的配合程度相对较低。有时候不得不采取花钱少的治疗方法，常常错过最佳治疗时机。

6. 尊重和信任权威　农村患者往往对医生和医疗体系抱有较高的尊重和信任。他们可能更倾向于听从医生的建议，并认为医生具有专业权威。

7. 防病观念薄弱　相当多的农村地区，防病观念仍然薄弱，吸烟和酗酒现象普遍，对糖尿病、高血压、肥胖等疾病或危险因素的控制也较差。此外，受传统观念影响，农村地区的饮食结构也普遍不健康。高脂、高糖、高盐等不健康的饮食习惯增加了心脑血管疾病的发病率。

8. 对健康信息的渴求　农村患者到城市就医可能更加渴望获取与健康相关的信息。由于他们在农村相对较少接触先进的医疗知识和信息，因此他们对医生的建议、诊断和治疗方案可能更关注，并希望得到详细的解释和指导。

9. 地方习俗观念强　在一些农村地区，地方习俗观念对医疗行为有着较强的影响。例如，农事活动如春耕、播种、秋收等季节，农村居民往往忙于农事，通常会暂缓就医，优先处理农事。此外，一些地方还存在特定的日子如初一、十五等，被认为不宜进行手术等，患者往往不愿意在这些时间接受手术治疗。医务人员需要详细了解患者的想法，尊重并理解这些地方习俗观念对患者医疗选择的影响。

针对上述特点，医生和其他医疗工作者应当提供更细致和人性化的服务，如提供详细的治疗解释、确保他们理解治疗流程、为他们提供必要的经济支持建议，以及尽可能地减少文化障碍，要求医疗机构增加医疗信息的透明度，确保患者理解医疗过程，要理解并尊重他们的各种心理需求，提供更人性化、温馨的医疗服务。

二、与农村患者沟通的技巧

1. 耐心倾听与理解　医务人员与农村患者沟通时需要具备足够的耐心。由于一些农村患者可能在讲述病情时答非所问，或者受到方言影响，医务人员需要认真倾听、仔细辨析，提炼患者所述的重点。也可以通过询问家属的方式，从多种渠道收集患者的病情及诊疗经过等信息。在沟通过程中，应避免使用引起误解的语言和词汇，尽量不使用患者不易听懂的专业术语，采用口语并适当解释医学术语。

2. 展示同情与尊重　一些农村患者可能由于文化水平和经济能力的限制而显得内向或自卑。医务人员应表现出对患者的同情与理解。尊重患者的感受，耐心倾听患者的倾诉，同情患者的遭遇和痛苦。在沟通过程中，医务人员应适当安抚患者及家属的紧张、焦虑与恐惧情绪，以取得患者的信任与配合。这样的态度能够提高患者的依从性，为后续诊疗工作的顺利开展奠定基础。同时，同情与了解本身也具有治愈作用，有助于患者的心理康复。

3. 语言通俗易懂　针对农村患者文化程度较低、对疾病认识薄弱的情况，医务人员在沟通时应尽量将艰涩的医学知识精简化、通俗化，使用易于理解的语言，避免过多使用医学术语。可以借助图片、视频等生动资料，帮助患者全面了解疾病的病因、病理及发生发展过程。有时候，医务人员需要反复强调疾病的相关内容，确保患者充分理解，达到沟通及宣教的效果。

4. 重视非病情沟通　有些农村患者可能首次进城住院，对医院环境、制度及诊疗流程不熟悉，存在各种不适应。医务人员，包括各个部门的人员，应主动做好指引、宣传等工作，帮助患者尽快适应医院生活，了解就诊流程。这样可以避免因生活或诊疗过程中的小误解而产生不必要的矛盾，为建立和谐医患关系打下基础。

总体而言，面对从来自农村的患者，医务人员关注患者的思维模式，理解与尊重患者的想法与选择，关注患者的心理需求，简洁明快地告知患者的疾病状况与治疗方法，帮助患者分析各种不同诊疗方法的优缺点，结合患者特点，给患者推荐个体化诊疗方案，力求经济节约的方法解决患者的医疗诉求。只有这样，我们才能够为患者提供更人性化、温馨的医疗服务，真正体现出医疗行业的人文关怀。

第二节　教师患者

大家普遍了解，教师往往具备博学、好学和喜欢探究问题根源等特质。在面对疾病时，他们通常会积极寻求医学知识，通过多方查询和打听来了解大量相关医学信息。这使得他们具备了相对丰富的医学背景知识。这种积极的学习态度和知识储备，为正常的诊疗过程奠定了良好的基础。

一、教师患者的一般特征

1. 良好的沟通能力　教师通常具备良好的沟通能力，他们能够清晰、准确地表达自己的症状和需求，这有助于医生更全面地了解病情，从而做出更准确的诊断和治疗。

2. 理性对待疾病　由于教师习惯于理性思考和分析问题，他们在面对疾病时可能更能够冷静对待，他们可能会更倾向于详细了解治疗方案，理性地权衡不同治疗方案的优缺点，对医生的建议和治疗方案有更深入的理解。

3. 高度责任感　教师通常有很强的责任感，他们可能会积极参与自己的治疗过程，严格遵守医嘱，这对医患合作和治疗效果有积极影响。

4. 高度重视健康　作为教师，他们通常更注重自己的健康状况，因为他们的职业需要他们保持良好的身体状况和精神状态。

5. 希望尽快康复　由于教师的工作通常较繁忙，他们常常会担心自己的病情会影响他们的工作，这种担忧可能使他们产生一定的心理压力。

6. 主动解决问题　他们会积极寻求问题的答案，会了解疾病发生发展的来龙去脉、诊断治疗方案的优劣选择等。

上述的一些特点，对疾病的诊治与康复来说，都具有积极的影响。然而，有时教师的一些人格特征也可能对医患关系或者诊疗过程产生一定的负面影响。①过度分析：由于职业习惯，教师可能过度分析自己的病情和治疗方案，甚至对医生的决策产生怀疑，这可能会干扰医生的专业判断，对医患关系产生一定压力。②急于恢复：由于工作繁忙，教师可能急于恢复健康，对治疗效果有较高的期望。如果治疗效果不如预期，可能会产生焦虑和失望情绪，这可能增加医患之间的摩擦。③寻求确定性：因为他们的职业要求他们经常解释复杂的概念并确保学生理解，所以他们在面对自己的健康状况时也可能希望医生能够提供明确、不含糊的解释和答案。他们可能会反复询问细节，以确保自己完全理解病情和治疗方案。

因此，医务人员在与职业为教师的患者沟通和交流时，应充分认识到教师的心理特点，并积极主动地与患者进行互动。

二、与教师患者沟通的技巧

1. 充分尊重教师患者　一直以来，我国有尊师重教的传统，教师是受社会尊重的职业。这种尊重在医疗环境中同样重要。当教师患者生病时，他们更加需要尊重和理解。医务人员应尊重他们的隐私，充分听取他们的意见并尊重他们的医疗选择。当患者对病情进行反复追问时，医务人员需要耐心细致地进行讲解，展示对患者的尊重与关怀。当患者提出的观点与医学现实不符或存在认知偏差时，医务人员应避免立即否定或批判，而应适时委婉地传递正确的医学知识。

2. 协商诊疗方案　教师往往要求严格，教师职业的特性使得他们往往对医务人员有更高的期望和要求。他们希望医务人员能够认真对待其病情，并充分告知病情的细节和诊疗方案。因此，与教师患者建立协商式的医患关系是比较合适的方式。医务人员应尽可能征求患者对检查、治疗的意见，让他们参与决策过程，而不是仅仅指示他们进行检查而不告知检查的目的。这样的沟通方式有助于增强患者对诊疗方案的接受度和依从性，促进医疗工作的顺利进行。

3. 保持诚实与透明　无论面对何种病情，医务人员都应诚实、透明地向

患者传达信息，不隐瞒或掩饰任何可能的不良后果。这样有助于建立医患之间的信任，并确保患者能够做出明智的医疗决策。

综上所述，医务人员在与教师患者进行医患沟通时，要了解其一般的人格特征与心理特点对于医患关系及诊疗过程的影响，不仅要注意沟通方式和语言选择，还要尊重患者的背景，确保患者充分理解病情和治疗方案，同时保持诚实和透明的态度，建立协商式医患关系。这样，则可以有效提高医患沟通的效果，为教师患者提供更好的医疗服务。

第三节　医务人员患者

一、医务人员患者的一般心理特点

医务人员由于其职业特点往往会有比较稳定的心理或行为特征，这些特征是使其适应医学规范与要求的基础。通常来说，医务人员可能具有如下的心理特征。

1. 职业使命感　医务人员通常对自己的职业有着强烈的使命感和荣誉感，视治病救人为己任。

2. 情绪稳定　在面对各种压力和复杂情况时，医务人员需要保持冷静和理性，以确保能够做出正确的医疗决策。

3. 同理心强　医务人员需要具备高度的同理心，理解并共情患者的痛苦和困扰，从而为患者提供有效的关怀和治疗。

4. 持续学习　医学是一个不断发展的领域，医务人员需要持续学习，更新自己的知识和技能，以应对新的挑战和情况。

二、与医务人员患者沟通的技巧

当医生面对的患者也是一名医务人员时，在诊治过程中需要注意以下几个方面。

1. 专业尊重　由于对方也是医务人员，彼此应更加尊重对方的专业知识和经验。在交流和决策时，可以适当地进行专业讨论。医务人员要介绍本专业相关疾病的诊疗技术方法，让患者有一个大概的认识。由于医学专业高度分化，各专业医生并不一定了解非自己领域内的专业知识；另外，医学进展也比较快，不同专业又分化为不同的亚专业，新的疾病病种、新的诊疗技术与治疗手段层出不穷，所以，患者即使是医务人员，对于自己专业外的知识则可能是空白或者认知比较片面。医务人员不要想当然认为对方了解自己所患疾病。

2. 平等态度　尽管对方是医务人员，但在诊治过程中，应将其视为普通患者对待，避免因其职业背景而给予特殊待遇或产生偏见，影响了医生对于疾病的正常思维与诊疗程序。

3. 双重角色处理　了解对方也是医务人员后，要清楚在何时将对方视为同事进行专业交流，何时将对方视为患者进行医疗诊治。这种双重角色的处理需要细致且恰当。

4. 避免医疗纠纷　由于患者具有医疗背景，可能会更加关注医疗细节和潜在风险。因此，在诊断和治疗过程中要更加谨慎细致，与患者沟通充分的基础上制订相应的诊疗计划。医务人员需要按照相关的诊疗原则，做好疾病的诊断与鉴别，与鉴别相关的必要的检查一定要做，不要去赌运气；避免因照顾熟人等原因而导致误诊与漏诊。

5. 心理关怀　医务人员作为患者时，可能会因为了解自己的疾病风险而有更重的心理负担。医生在治疗过程中，要注意患者的心理状态，对于焦虑、恐惧等负面情绪，提供必要的心理支持和安慰也是非常重要的。

6. 隐私保护　即使对方也是医务人员，也要严格遵守医疗隐私法规，不随意透露其病情和医疗信息。

7. 充分沟通　医生应与患者进行充分的沟通，包括病情解释、治疗方案说明、可能的风险告知等，让患者充分了解自己的病情和治疗过程。确保所有决策都基于最佳的医疗实践与指南规范。

8. 预后不良疾病的沟通　心血管专业中有一些疾病预后相对较差，这些疾病对于患者来说可能是毁灭性的打击。即使困难，也要逐步告知患者疾病的真相。比如肺动脉高压，属于心血管病中的“癌症”，尽管不同原因导致的肺动脉高压对治疗效果不同，不同阶段的肺动脉高压预后也有一定的差别，但是，一旦肺动脉高压启动，则预示着患者活动耐力会逐渐减弱，那么患者的生活质量将持续下降；患者往往几年内耗尽家财，终日喘息，内心痛苦不堪；最终，心搏呼吸停止而死亡。另外，如急性感染性心内膜炎患者，往往也是需要长期住院，花费不菲，患者严重时需要经历外科手术，或者各种可能的并发症而致残、致死。

9. 团队协作　医生还需要与其他医疗人员进行紧密协作，包括护士、药师、技师等，一旦诊断不清楚或者治疗效果不明显，或者发生并发症，需要尽早开展科内或科间会诊，确保治疗过程的顺利进行。

10. 避免使用暗示疗法　由于患者为医务人员，具有相关的医学知识，暗示疗法难以发挥作用，反而可能导致患者对医生的不信任。

总的来说，当医生面对同为医务人员的患者时，应秉持专业、平等、尊重和谨慎的态度，为对方提供最佳的医疗服务。关注每一个细节，提供个性化、全面化的医疗服务，以确保患者的健康和安全。

第四节　宗教信仰患者

一、宗教信仰患者的一般心理特点

不同宗教信仰的信徒的心理特点可能因各种因素而不相同，但概括来说，可能存在以下心理特点。

1. 坚定的信念和价值观　由于宗教信仰是信徒生活的中心，信徒们通常会形成坚定的信念和价值观，对宗教教义和原则有着极高的忠诚度和认同感。

2. 寻求精神寄托和安慰　宗教信仰对于许多信徒来说是一种重要的精神寄托和安慰。他们可能通过信仰来寻求内心的平静和安全感，并把宗教视为解决生活中问题和困难的方法之一。

3. 社交互动和群体归属感　许多宗教团体具有很强的社交互动性质，信徒们通过参与礼拜、弥撒、聚会等活动来加强彼此之间的联系和归属感。这种社交互动可能导致一些人更倾向于依赖群体支持，并在与他人交往时表现出较强的顺从性和适应性。

4. 自我修行和道德准则　某些宗教信仰强调自我修行和遵守道德准则的重要性。信徒们可能通过遵循这些准则来提高自己的道德水平，并努力在生活中实践宗教教义。

5. 文化传承和身份认同　有些宗教信仰具有悠久的历史和文化传统，

信徒们可能会将宗教视为一种身份认同的重要标志。他们可能通过传承和学习宗教文化遗产来强化自己与宗教的联系。

宗教信仰患者由于其宗教信仰的特殊性，与医务人员的世界观可能存在较大的差异。因此，医务人员在与其沟通时需要遵循一定的原则，以确保能够有效地传递信息并避免不必要的误解或冲突。

二、与宗教信仰患者沟通的技巧

宗教信仰患者就医时，医患沟通需要注意以下几点。

1. 尊重宗教信仰　医务人员要尊重患者的宗教信仰，不随意评价患者的宗教教义。

2. 了解并尊重患者的宗教习俗和信仰　包括患者可能有的禁忌内容、特殊的生活习惯等。对于一些可能有精神寄托的宗教物品，如佛像、十字架等，医务人员应予以尊重，不可随意触碰或处置。在医疗过程中，尽量不安排与患者宗教信仰相冲突的治疗方案，如果无法避免，需与患者充分沟通，解释医疗必要性，取得患者的理解。

3. 了解不同宗教的教义及日常　比如了解佛教、伊斯兰教及基督教等教徒的信仰及禁忌内容，避免因此而导致的误会。有些宗教对手术、输血等治疗措施有异于非信教者的价值观念。

4. 尊重个人隐私　医生应该尊重宗教信仰患者的个人隐私，避免公开讨论宗教信仰患者的个人信仰和信仰内容。不干扰患者在住院期间所进行的、不会对诊疗活动及其他患者带来影响的简单的宗教仪式，比如祷告、礼拜等。有时候可以利用宗教信仰鼓励患者战胜疾病，走向康复。

5. 尊重多元文化，保持客观中立　医生在沟通时应该保持客观中立，避免使用带有偏见或主观色彩的语言或行为与宗教人士进行沟通。

总之，在医患沟通中，医生应该尊重宗教信仰、尊重个人隐私、尊重多元文化，保持客观中立的态度，医务人员需要有足够的文化敏感度和宗教尊重，这样才能提供更人性化、贴心的医疗服务，确保双方能够建立良好的沟通和信任关系。

第五节　反复住院患者

一、反复住院患者的一般心理特点

心血管病人群中，有一些患者需要反复住院，或者治疗效果总是难以达到预期。比如，慢性心力衰竭患者往往会反复因为心力衰竭加重而多次住院；冠心病患者也会因为病变不稳定导致心绞痛反复发作而再次住院。这些由于同一种疾病反复住院的患者往往与初次住院的患者有比较大的区别，他们存在一定的心理特征。具体来说，反复住院患者的心理特点可能包括以下几个方面。

1. 焦虑与恐惧　由于反复住院，患者可能会持续处于焦虑和恐惧的状态。他们担心自己的健康状况，对治疗效果的不确定性感到不安，对未来充满担忧。

2. 依赖与无助　长时间的住院经历让患者产生一种依赖心理，对医务人员和医疗系统产生过度的依赖。由于反复住院，以及医疗效果总是不尽如人意，往往让他们感到力不从心，以及自己无法把握命运的无助感。

3. 沮丧与失落　反复住院的患者可能因为长时间的病痛折磨和治疗效果不佳而感到沮丧和失落。他们可能对生活失去信心，对未来感到绝望；严重者郁郁寡欢，乃至轻生绝命。

4. 敏感与多疑　由于疾病的影响和医疗过程的复杂性，反复住院的患者可能变得敏感和多疑。他们可能对医务人员的言行举止过度解读，对治疗方案的细微变化产生疑虑。担心自己得了绝症，怀疑医务人员隐瞒其所患疾病真相。

5. 对疾病和治疗过度关注　因为他们长时间与疾病和治疗相伴，所以可能会对生活中的其他事物失去兴趣，从而过度专注于自身的疾病和治疗。对新的治疗方案和药物有强烈的兴趣，同时也可能对新药和新的治疗方法抱有过高的期望。这种过度关注可能会导致他们对治疗结果的期望过高，从而对治疗效果产生不满。

二、与反复住院患者沟通的技巧

在面对那些反复住院及治疗效果不佳的患者时，医务人员需深入关注患者的心理状态，采取有针对性的措施，缓解他们的负面情绪和压力。具体的措施包括：提供心理支持，通过专业的心理辅导帮助患者稳定情绪，增强他们面对疾病的信心；加强医患沟通，确保患者充分理解自己的病情和治疗方案，让他们对治疗有正确的期待；帮助患者建立积极的生活态度，让他们理解疾病的治疗是一个过程，可能需要一定的时间；引导他们珍惜生活中的每一刻，欣赏生活中的其他美好事物。同时，医务人员也需要深入理解患者的心理需求，尽可能满足他们在医疗过程中的合理需求。医务人员不仅是患者的治疗者，更是他们的心灵依靠。医务人员的理解和关怀，能够让患者在治疗过程中持积极的心态，感到安心和信任，这也有助于提升患者的治疗效果，促进康复。

第六节　缺少社会支持患者

随着老龄化的到来，独居老人越来越多，他们有的是由于子女在外地工作或者生活，有的子女长期在海外，还有的子女可能由于患病或者意外而不在人世，导致这些独居老人缺乏常人应有的社会支持。在这样的背景下，医务人员需要深入了解独居老人的心理特点，以更人性化、更贴心的方式提供医疗支持，确保医患之间沟通顺畅，进而构建起良好的医患关系。

一、缺少社会支持患者的一般心理特点

1. 情绪不稳定　这类患者容易出现极端的情绪，如极度愤怒、极度悲观等，且在日常生活中经常有不愉快的情绪体验。他们有时候情绪波动剧烈，短时间内从一种极端情绪转变到另一种极端情绪，例如，从愤怒到沮丧、从兴奋到绝望等，这种情绪波动可能使他们感到无法预测和掌控自己的情绪。

2. 易怒和烦躁　由于缺乏社会支持，患者可能更容易感到易怒和烦躁。他们可能对小事发脾气，对他人的行为和言语过度敏感，并且容易受到刺激。这种易怒和烦躁情绪可能导致他们与他人的关系紧张，进一步加剧他

们的孤立感。

3. 沮丧和无助　缺少社会支持的患者可能经常感到沮丧和无助。他们可能觉得自己的生活缺乏意义和目标，对未来感到绝望。这种沮丧和无助情绪可能使他们失去对生活的兴趣和动力，导致他们陷入消极的情绪循环中，加剧他们的心理困境。

4. 焦虑和抑郁　长期缺乏社会支持可能导致患者产生焦虑和抑郁情绪。他们可能会过度担心自己的状况，对未来感到悲观，甚至可能出现睡眠障碍、食欲缺乏等身体症状。

5. 自我评价低　他们通常会对自己的能力和价值感到低估，对外界评价也极度敏感。这可能导致他们出现自我封闭的行为，如不爱说话、不爱外出、不喜欢与他人交流等。

这些情绪表现可能会影响患者的思考、决策和日常功能。因此，对于缺少社会支持的患者来说，寻求适当的支持和干预是至关重要的。包括通过心理疏导、认知行为疗法等方式进行心理治疗，同时也可以在医生指导下服用一些药物来缓解症状。通过综合性的支持和治疗措施，患者可以逐渐改善情绪状态，并恢复健康的心理功能。

二、与缺少社会支持患者沟通的技巧

1. 倾听与理解　对于缺少社会支持的患者，他们的情绪可能较复杂和敏感。因此，首先要倾听他们的主诉，耐心听取他们的症状和感受，并尽可能理解他们的情绪和困境。

2. 非语言沟通　除了语言沟通外，非语言沟通也非常重要。医生可以通过眼神接触、肢体语言等方式传达关心和理解，与患者建立信任和良好的关系。

3. 解释与教育　对于医学术语和治疗方案，医生需要用患者容易理解的语言进行解释和说明。确保患者充分理解自己的病情和治疗方案，以便他们能够更好地参与决策和配合治疗。

4. 心理支持　针对患者的情绪问题，医生可以在医疗过程中整合心理支持，或者建议患者寻求心理咨询或心理治疗的帮助。通过综合性的治疗，患者可以更好地应对情绪困扰和心理挑战。

5. 尊重隐私　在沟通过程中，医务人员要尊重患者的隐私和个人空间，不要过度追问或触碰患者不愿意分享的信息。同时,保护患者的隐私和机密信息,确保他们的信任和安全感。

综上所述,与缺少社会支持的患者进行医患沟通时,医务人员需要倾听、理解患者的情绪和困境,通过良好的非语言沟通和解释教育建立信任。同时,提供社会支持资源和心理支持,并始终尊重和保护患者的隐私和权益。这样的医患沟通有助于患者更好地接受治疗,并促进他们心理健康的恢复和发展。

第七节 手术患者

一、手术患者的沟通要点

1. 明确告知手术情况 医务人员需要向患者明确告知手术的名称、目的、步骤和可能的风险。这有助于患者充分了解手术情况,减少不必要的恐惧和焦虑。

2. 解释手术必要性 医务人员需要向患者解释手术的必要性,包括疾病的诊断、手术对于疾病治疗的作用等。这有助于患者理解手术的重要性,增强配合手术治疗的意愿。

3. 详细介绍手术团队 医务人员可以向患者详细介绍手术团队的组成,包括主刀医生、麻醉师、护士等,以及他们的专业背景和经验。这可以增加患者对手术团队的信任,放心接受手术治疗。

4. 沟通术前、术后的注意事项 医务人员需要向患者沟通术前和术后的注意事项,如术前准备、饮食禁忌、术后康复等。这有助于患者做好手术前后的自我管理,促进手术的顺利进行和术后康复。

5. 倾听患者的疑虑和需求 医务人员需要倾听患者的疑虑和需求,并尽可能给予详细的解答和帮助。这有助于建立良好的医患关系,增强患者对手术治疗的信心。

6. 保持沟通渠道畅通 医务人员需要保持与患者的沟通渠道畅通,及时回答患者的问题和关注患者的病情变化。这有助于患者在手术治疗过程中感到安心和信任。

二、术前沟通

向患者详细讲明其疾病的发生机制、目前疾病的发展状态、手术在哪个环节发挥作用、手术带来的益处、手术操作的大概过程、手术后可能出现的不适等。沟通的目的是解答患者的疑惑，给患者以安全感，增加信心，鼓励其积极面对手术，做好充分的思想准备工作，为了尽快解除病痛，配合做好手术前的准备。可以采取一些措施，比如医生与护理团队可从不同角度对患者及其家属进行术前沟通、咨询、释疑等，指导患者及家属如何准备手术，如何适应及解决术后的不适应。交代术后的饮食、排便等日常护理工作，告知术后有哪些不适，如何克服等。需要注意的是，医务人员也要做好患者家属的沟通工作，因为家属的情绪与语言会对患者的情绪造成直接的影响；医务人员也要给家属提供心理支持，使患者家属能够与患者一起，克服恐惧，面对手术。这样，通过细致的沟通与鼓励可以协助患者做好心理准备，进入积极的术前状态，同时也有助于术后的适应与顺利康复。

三、术后沟通

这也是临床上常常被忽视的环节。手术后，术者可以及时地将手术成功的结果告知患者，并赞赏患者在手术过程中的配合与勇敢的表现。再次告知手术后可能会有哪些不舒服，需要忍耐配合，一般过多长时间就能缓解，多长时间就可以康复出院等。告知如果有明显不适，可以及时通知医务人员，判断是术后的正常反应还是其他的可能性。当然，对于一些手术后没有达到理想效果的情况，尤其需要坦诚地与患者家属做详细的沟通，告知手术中的情况，手术成功与否，术中的发现与手术的困难，告知手术后达不到理想效果的原因；同时，也要告知后续的补救措施与可行的方案。

总的来说，手术患者的沟通要点是以患者为中心，充分告知手术情况，解释手术必要性，详细介绍手术团队，沟通术前、术后的注意事项，倾听患者的疑虑和需求，并保持沟通渠道畅通。有效的沟通，可以增进医患之间的信任与合作，为患者提供更安全、高效的手术治疗。

第八节　反复转科与转院患者

转科与转院患者往往是临床纠纷相对高发的群体，这需要引起医务人员的重视。患者在入院后经过一定时间的调整，逐渐适应了其角色要求，熟悉了周边的环境与医务人员；此时，若突然告知其需要转科或者转院，则患者需要再次面临新的环境与陌生的医疗人员，这会让患者产生新的焦虑。这种焦虑则可能激起患者的愤怒与疑虑，是不是原科室或原医院不愿意为其进行诊治，或者诊治过程中是不是有什么失误，才让患者转科或者转院治疗。

一、反复转科与转院患者的一般心理特点

1. 焦虑和不安　多次的转院经历使他们对疾病的治疗和康复过程缺乏信心，时刻担心自己的病情能否得到妥善处理。

2. 怀疑和不信任　由于经历了多次的转院，他们可能对医疗系统和医务人员的专业能力产生怀疑，对新的治疗方案和新医生持怀疑态度。这种怀疑和不信任可能会严重影响患者与医务人员的合作关系，从而影响治疗效果。

3. 失落和无助　多次的转院就医过程，可能让他们感到自己在医疗过程中缺乏主动性和掌控权，只是被动地接受各种治疗和转诊安排。这种无助感可能会使他们失去对康复的信心，对未来感到悲观。同时，他们需要不断适应新的医疗环境、医务人员和治疗方案，这种频繁的变动给他们带来了很大的适应困难，他们可能会感到不熟悉和不安全。

4. 渴望找到更好的治疗方案　他们可能会过度关注与自身疾病相关的医疗信息，以期找到最适合自己的医疗方案。然而，这种过度关注有时也可能导致他们对医疗信息的误解或过度担忧。

5. 经济压力　反复转院和长期的治疗过程常常带来医疗费用的累积，使得他们面临巨大的经济压力。这种压力不仅可能影响他们的治疗决策，还可能使他们在就医选择上更加谨慎和犹豫。

二、与反复转科与转院患者沟通的技巧

针对上述反复转科与转院患者的心理特点，医务人员在临床诊疗过程中进行医患沟通时需要注意以下几个方面。

1. 建立信任关系　医务人员需要与患者建立信任关系，通过真诚、耐心的沟通，让患者感受到关心和关注。在初次接触时，医务人员可以主动介绍自己，并解释诊疗过程和目的，以减轻患者的怀疑和不信任。

2. 充分解释和告知　医务人员需要向患者充分解释病情、治疗方案、可能的风险等，让患者了解自己的病情和治疗选择。要用患者听得懂的语言进行解释，避免使用过多的专业术语，确保患者能够全面、准确地理解自己的病情。

3. 关注患者的情绪和需求　医务人员需要关注患者的情绪变化，理解并尊重患者的感受和需求。在沟通过程中，要注意倾听患者的主诉，及时给予情绪支持和安慰，帮助患者缓解焦虑和不安。

4. 提供经济支持和建议　对于面临经济压力的患者，医务人员可以提供相关信息和建议，帮助患者寻求经济援助、合理安排医疗费用等。在制定治疗方案时，也要考虑患者的经济状况，尽量选择经济、实惠的治疗方案，减轻患者的经济负担。

5. 保持沟通和连续性　在患者反复转院的过程中，医务人员需要保持与患者的沟通和联系，确保医疗信息的连续性和一致性。在患者转诊时，医务人员可以及时将患者的病情和治疗情况告知下一位接诊医生，以便患者得到更好的治疗和照顾。

6. 充分告知　对于需要转科治疗的患者，医务人员应详尽地告知他们医院各科室的分科原因，以及不同科室在诊治各种疾病时的专业差异性。患者入院时通常根据初步诊断进入相应科室，然而，经过一系列详细的检查与治疗，有时可能会发现患者的病情实际上更适合另一个专科的治疗。在这种情况下，医务人员需要向患者清楚解释其病情与当前治疗需求，并阐述转科的必要性。

7. 转出时注意事项　为确保患者能够充分理解和配合，医务人员还需耐心介绍即将转入科室的技术实力、专业特长，以及管床医生的医疗医德和医技。最好能够亲自联系需要转诊的上级医院的责任人，沟通患者的相关

诊疗经过及结果;可以告知患者,推荐了技术水平较高的上级医疗机构及医务人员,告知患者已经与上级医生取得联系,他会好好照顾转诊患者。这样的沟通可以打消患者的顾虑,帮助他们建立对新科室和医生的信任,进而更好地配合治疗。

总之,医务人员在面对反复转院就诊的患者时,需要通过建立良好的信任关系,充分解释和告知病情,关注患者的情绪和需求,提供经济支持和建议,以及保持沟通和连续性等措施,来优化医患沟通,提高患者的满意度和治疗效果。

第十一章 不同性格特征及心理状态患者的沟通

第一节 不同性格特征患者的沟通

每个人独特的性格特征深深地塑造了不同的语言与行为模式，使得每个人的表达方式都各不相同。在医疗领域，这种差异表现得尤为明显，患者的性格特征会直接影响他们与医务人员的沟通方式，比如一些患者可能更直接、坦率，而另一些患者可能更内向、保守。对于不同性格特征的患者，医务人员需要采取不同的方式进行沟通交流。开放性性格的人通常思想开放并乐于接受新观念和经验，医务人员可以与他们分享一些关于诊断与治疗的新颖的想法和创新的解决方案。在与他们交流时，可以讨论各种可能性。这些患者往往能够很快达成医患沟通的目的。尽责性性格的人往往高度重视组织和责任感。他们往往强调责任感和自律性，具有较高的积极性。医务人员与其沟通时，应该提供清晰的治疗目标和明确的健康指示，确保他们了解医疗配合的重要性。外向性性格的人喜欢社交和表达自己的想法。在与他们交流时，医务人员应该积极参与并倾听他们的观点，回应他们的热情和自信。与他们建立互动和友好的关系，可以促进更好地沟通和合作。宜人性性格的人注重和谐关系和合作精神。我们应该表达友善和同情，并主动提供帮助和支持。神经质人格特征的患者对负面情绪和压力可能更敏感。我们需要更加细心和耐心地与他们沟通，以避免引发焦虑或愤怒情绪。提供一个支持和理解的环境，以及合理的情绪管理策略，可以帮助他们更好地应对压力和情绪挑战。

重要的是，不同的性格特征也可能导致患者出现不同的心理状态。例如，一些患者可能表现出焦虑、抑郁的情绪，而另一些患者可能表现出多疑、自我或敏感的性格特点。这些心理状态和性格特点都可能影响医患之间的沟通和治疗效果。因此,医务人员对这些性格特征和心理状态有深入的了解是非常必要的。只有这样,才能更好地理解患者,建立更有效的沟通,从而提供更个性化的治疗方案。

第二节　不同心理状态患者的沟通

一、敏感多疑

普通人通常将大部分精力投注于学习或工作中,其心理活动大多指向外部世界。然而,一旦患病,他们的注意力往往转向内部,变得异常敏感,经常感受到身体各部位的不适,这是患者常见的心理反应。对于那些长期患病的慢性疾病患者,他们可能会怀疑自己的疾病是否能治愈,担心自己是否患上了不治之症,是否会因疾病导致残疾,甚至担忧自己的寿命。在医生建议进行检查时,他们也会担心检查会对身体造成伤害,怀疑医生的诊断是否正确、药物是否对症等。他们的心理状态常常表现为过度担忧、敏感、多疑和挑剔。

敏感多疑性格的患者通常表现出以下特点。

(一)心理特点

1. 过分在意他人对自己的看法　患者对自身价值的认同会因为他人的评价而忽高忽低,因此,他们常常觉得与人交往是一件很累的事情,因为需要自己八面玲珑,做不好就会惹来非议。

2. 对他人的话容易对号入座　患者对他人的不良情绪也容易往自己身上联想。当他们跟他人描述自己的负面情绪时,容易陷入夸张的戏剧化程度,以此来突出自己的敏感脆弱。

3. 无法接受批判　即使是他人真心实意的合理建议,患者也无法接受。同时,他们容易给自己树立假想敌,在团队中无法自如谈吐,莫名觉得有来自他人的怪异眼光。

4. 容易受暗示　他们可能在没有充分证据的情况下,容易受到他人的影响或暗示,并对此产生疑虑和担忧。

(二)沟通技巧

面对这样的患者,医务人员需要从多个方面着手,消除患者的疑虑,缓解他们的敏感和脆弱情绪。

首先,医务人员应对患者的检查和检验结果进行适当的解释和告知,避免患者产生不必要的猜疑。其次,医务人员可以引导患者转移注意力,不要过度关注自己的疾病,可以寻找其他话题,从而降低对疾病症状的敏感性,减轻疾病带来的痛苦。此外,医务人员还可以采用暗示疗法,针对多疑的患者,告知他们疾病的诊断已经明确,只需要进行药物治疗或行为疗法就能治愈疾病,使患者坚信自己能够战胜疾病。同时,医务人员可以分享之前成功治疗同类疾病的案例,进一步增强患者战胜疾病的信心。

需要说明的是,在使用暗示疗法时,医务人员必须确保与患者建立了良好的医患关系,并取得患者的充分信任。此外,还需要与患者家属进行充分的沟通,取得家属的配合。暗示疗法的效果在很大程度上取决于患者对医务人员的信任程度,信任度越高,暗示疗法的疗效就越好。因此,医务人员在使用此方法时,必须注重建立和维护与患者的信任关系。

二、自我

(一)心理特点

患者患病后有时会出现行为退化的表现,其行为表现与年龄和社会身份不相符。此时的突出表现就是孩子似的行为,其主要特征是以自我为中心,其心理特征主要表现为以下几个方面。

1. 自我中心思维　以自我为中心的人往往将自己置于世界的中心,认为自己的想法、感受和需要是最重要的。他们倾向于以自己的观点和经验为基准来评判和理解事物,从而忽视他人的观点和感受。

2. 缺乏共情能力　这类人往往难以理解他人的情感和需求,缺乏共情能力。他们可能更关注自己的情感和需求,从而忽视或贬低他人的感受。

3. 追求特权感　以自我为中心的人往往认为自己应享有特权和特殊待遇,他们可能期望他人为自己让步、迁就,而不愿意平等地与他人合作或分享。

4. 自我夸大和自恋倾向　他们可能过度关注自己的优点和成就,容易自我夸大,表现出自恋倾向。同时,他们可能对批评和指责过于敏感,容易感到受伤或被冒犯。

5. 缺乏责任感和同理心　在面对问题时，这类人可能会推卸责任，将过错归咎于他人，缺乏对自己行为的责任感。

需要注意的是，以上特征并非绝对，每个人都是独一无二的个体，心理特征也会受到多种因素的影响。此外，以自我为中心的心理特征并不等同于自私或自恋障碍等心理疾病，但过度的自我中心思维可能会对人际关系和个人发展产生负面影响。

（二）沟通技巧

与以自我为中心的患者沟通时，需要注意以下几个方面。

1. 尊重并倾听他们的观点　要尊重他们的意见和感受，认真倾听他们的观点，不要轻易打断或贬低他们所说的话。

2. 建立信任关系　与以自我为中心的患者建立信任关系至关重要。通过真诚、耐心和一致性的表现，逐渐赢得他们的信任，从而能够更好地与他们沟通。

3. 用事实和数据支持观点　为了与这类患者有效地沟通，需要提供有力的事实和数据来支持自己的观点和建议。避免空洞的言辞或凭空的断言，以确保沟通更有说服力和可信度。

4. 避免批评或指责　以自我为中心的患者可能对批评或指责非常敏感。因此，在沟通过程中，尽量避免直接批评他们，而是采用更温和、建设性的方式来表达观点和关注。

5. 寻求第三方的支持和意见　如果与以自我为中心的患者沟通困难，可以考虑寻求第三方的支持和意见。第三方可能更能够客观地评估和理解患者的需求，提供有益的建议和帮助。

请注意，这些注意事项并非一蹴而就的解决方案。与以自我为中心的患者沟通需要耐心、理解和灵活应对。每个患者的情况都不同，因此需要根据具体情况灵活调整沟通策略，并始终保持尊重和关注的态度。

三、依赖

（一）心理特点

一个人生病后，无疑会受到来自家庭的关心和照顾，这种关心不仅限于家庭，同事、朋友、亲戚也会前来探望，这是人之常情。然而，疾病也可能引发患者的性格发生变化，比如变得更被动依赖，情感上更脆弱，情绪起伏不定，甚至可能出现反复无常的状态。在思考问题上，他们可能会丧失逻辑性和对现实的理性判断。特别是那些依赖型性格的患者，他们会表现出一系列独特的特点，这些特点在病情的影响下可能被进一步放大。

1. 强烈的依赖感　依赖型性格患者的核心特点是对他人或某物产生强烈的依赖感。这种依赖可能体现在对特定的人、物或行为上，患者往往觉得无法自主生活或做出决策，需要依赖外部因素来支撑自己的生活和心理状态。

2. 情绪波动大　由于过分依赖外部因素，依赖型性格的患者的情绪可能会受到很大的影响。当他们的依赖对象无法满足他们的需求或期望时，他们可能会感到沮丧、失望或愤怒。这些情绪波动可能会进一步加剧他们的依赖行为。

3. 恐惧不安　在没有依赖对象的情况下，依赖型性格患者可能会感到恐惧和不安。他们害怕被遗弃、被拒绝，这种恐惧可能导致他们产生焦虑、抑郁等情绪反应。

4. 被动、顺从的行为模式　依赖型性格患者往往表现出被动和顺从的行为模式。他们可能不愿意主动表达自己的观点和需求，更倾向于顺从他人的意愿，以维持依赖关系。

5. 很难做出决策　这类患者在面对决策时，往往会感到困惑和不安。他们可能会缺乏自信和主见，不确定自己的选择是否正确，从而更加依赖他人的意见和决策。

6. 缺乏独立性　这类患者在生活中可能缺乏独立性，不愿意或不敢尝试新事物。他们可能觉得，一旦离开依赖对象，自己将无法应对生活的挑战。

7. 自我评价较低　这类患者往往对自己的能力和价值持有较低的评价。他们可能认为自己无法独立完成任务，对自己的决策能力缺乏信心，因此更倾向于依赖他人来确认自己的价值和存在。

8. 对批评极度敏感　依赖型性格的患者通常对他人的批评或评价非常敏感。他们可能会将别人的意见或建议看作是对自己的攻击或否定，从而加重他们的依赖倾向。

（二）沟通技巧

依赖型性格患者的这些特点不仅影响他们的日常生活和人际关系，还可能对他们的心理健康造成负面影响,对正常的诊疗过程造成干扰。针对依赖型性格的患者,医务人员需要鼓励患者表达意见,可以通过开放性的问题鼓励患者发表观点,促进患者参与决策过程,这有助于增强患者的自主性和自信心。医务人员也可提供支持和建议,这些建议包括如何逐渐培养独立性、寻求社交支持、稳定情绪等方面的内容。同时,也要让患者明白,医生是他们的合作伙伴,会在治疗过程中一直陪伴和支持他们。

四、否认

(一)心理特点

否认心理的表现是患者对自己的患病事实产生怀疑和否认。这种心理表现通常有两种形式:第一种是患者完全否认疾病的存在,即使在医生给出了明确的诊断后,他们仍然难以接受患病的事实。这种情况通常发生在那些没有任何思想准备的患者身上,他们常常以自己的主观感觉良好为根据,否认疾病的存在,这种情况在预后较差的疾病如癌症等中尤为常见。第二种形式是患者虽然接受疾病的诊断,但否认疾病的严重性。这些患者可能存在一定的侥幸心理,认为医生可能会夸大病情的严重性,因此对疾病的严重程度持怀疑态度,并可能不按照医生的建议进行治疗。

(二)沟通技巧

否认心理在一定程度上可以缓解患者的心理应激,帮助他们避免过度的担忧和恐惧,它是一种自我防御的方式,可以帮助患者应对危害情景。然而,如果患者不顾事实地否认疾病,这可能会对疾病的诊治造成延误和消极影响。因此,在面对否认心理的患者时,医务人员需要耐心解释和引导,帮助患者正视疾病,以积极的态度配合治疗。

第十二章 胸痛中心医患沟通

急性胸痛可由多种严重疾病引发,比如急性心肌梗死、急性主动脉夹层和急性肺动脉栓塞等。这些疾病发病急、进展快,对患者的生命构成严重威胁。以急性心肌梗死为例,它是由于冠状动脉阻塞,心肌血流中断,进而引发心肌坏死,会导致心力衰竭、心律失常,甚至心搏骤停等严重后果。急性主动脉夹层则是主动脉内膜撕裂,导致血液进入主动脉壁形成假腔,可能引发主动脉破裂、心脏压塞等致命并发症。而急性肺动脉栓塞是由血栓或其他物质阻塞肺动脉,导致肺循环功能异常,可能会引发呼吸衰竭、右心衰竭等症状,严重时也可致命。

胸痛中心汇集了经验丰富的专业医生、先进理念,以及医院的相关资源,形成了一套灵活应对机制,旨在确保胸痛患者能在最短时间内获得最准确的诊断和治疗。在胸痛中心正常运转过程中,医患沟通发挥着至关重要的作用,尤其对于急性心肌梗死患者,良好的医患沟通可以大大缩短患者的心肌缺血时间。在急性心肌梗死的治疗中,“时间就是心肌,时间就是生命”。每减少1分钟的延误,就意味着更多的缺血心肌得以避免坏死、更多的心功能得以保存、更多的生命得以挽救。

因此,胸痛中心的值班医生不仅需要学习和掌握胸痛中心的医患沟通技巧,还需要在实践中不断优化这些技巧,以提高患者和家属的满意度,持续提升胸痛中心的救治效果。同时,他们还需要在有限的时间内简洁明了地传达介入治疗的重要性、可能的风险,以及疾病本身的危险性。他们要让患者在短时间内充分了解介入治疗的利弊,并同意接受介入治疗,以避免不必要的时间延误。由于患者的教育背景、医学素养和对医疗知识的理解程度各不相同,这给接诊医生的沟通能力和技巧带来很大的挑战。下面详细介绍需要急诊造影及经皮冠状动脉介入治疗(PCI)的患者的医患沟通及知情同意方面的内容与技巧。

一、与急性心肌梗死患者沟通的要点

1. 强调急性心肌梗死的严重性　急性心肌梗死是冠状动脉急性、持续性缺血缺氧所引发的心肌坏死。这种病症发展迅速，若不及时治疗，可能导致严重的心律失常、休克或心力衰竭，甚至危及生命。在与患者和家属的沟通中，不仅要详细阐述其病因、发展过程，还要强调其可能导致的严重后果，如心功能受损或心搏骤停等。此外，为了使他们能够充分理解，医务人员应使用日常、易于理解的语言，而非过于专业的术语。

2. 强调血运重建的重要性　解释血运重建的目的和意义及其在改善患者预后、缓解症状方面的重要作用。这有助于增强患者和家属对介入治疗的信心。

3. 阐述急诊经皮冠状动脉介入治疗的紧迫性　PCI 是目前急性心肌梗死比较有效的治疗方法之一。其可以迅速开通闭塞的冠状动脉，恢复血流，挽救濒临坏死的心肌，减轻梗死后心肌重塑，预防心力衰竭的发生。在与患者和家属的沟通中，医务人员需要明确强调 PCI 的重要性，以及其在黄金救治时间内的关键作用。要解释，每一分钟的延误都可能导致更多的心肌损失。

4. 深入介绍介入治疗技术的成熟性及其风险可控性　介入治疗技术经历了数十年的发展，已经相当成熟。介入治疗具有创伤小、恢复快、并发症少等优势。但同时，任何医疗操作都存在风险，介入治疗也不例外。医务人员需要在尽量短的时间内简明扼要地说明介入治疗的操作过程、可能的风险及应对措施，使患者和家属对介入治疗有一个基本的了解。

5. 强调风险高的是疾病本身而非介入操作　说明急性心肌梗死的自然病程具有很高的风险，而介入操作是为了降低这一风险。强调介入操作的风险相对较低，以减轻患者和家属的顾虑。

6. 强调先救治后付费理念　解释在紧急情况下，患者的生命安全是首要考虑的。强调医院会先救治患者，费用问题可以在术后解决。这有助于消除患者和家属在费用方面的担忧。

二、与急性心肌梗死患者沟通的技巧

1. 建立信任与尊重的沟通氛围　在胸痛中心，患者和家属往往处于高度紧张和焦虑的状态。因此，医务人员首先要展现出关心、尊重和理解的态度，以缓解他们的紧张情绪。确保沟通环境安静、私密，让患者和家属感到舒适，有助于建立开放的沟通氛围。

2. 使用通俗易懂的语言解释医学术语　避免使用过于专业的医学术语，以确保患者和家属能够完全理解医务人员所提供的信息。

3. 使用结构化的沟通语言　为了确保信息的准确性和一致性，可以设计一套结构化的沟通方法或说辞。这包括但不限于疾病的简要介绍、治疗建议、可能的风险和预期效果等。所有参与沟通的医务人员都应接受相关培训，确保信息传达的一致性和准确性，通过反复演练，提高医务人员的沟通效果和患者及家属的信任度。

4. 保持耐心和同理心　在与患者和家属沟通时，要保持耐心，允许他们提问并充分解答他们的疑虑。同时，要表现出同理心，理解他们的担忧和恐惧，并给予适当的安慰和支持。

5. 提供持续的支持　即使初次沟通已经完成，患者和家属在后续的治疗过程中仍可能有各种疑虑和担忧。医务人员应提供必要的后续支持，确保他们在整个治疗过程中都得到充分的关心和帮助。

总之，医务人员力争在最短的时间内完成医患沟通及知情同意，尽快完成患者的血运重建过程，从而最大限度地缩短患者的心肌缺血时间，期望达到最好的预后结果。

第十三章 医患沟通实例解析

医患沟通既是信息传递的桥梁，也是情感交流的平台。医生如何与患者及其家属进行有效沟通，特别是高风险病情和临终关怀病例，显得尤为关键，这是一门必不可少的艺术。本章将展示几个实例，分享笔者在医患沟通方面的些许经验。这些实例覆盖了急性心肌梗死、心力衰竭、急性肺动脉栓塞等高风险病症，也包括了合并多种危险因素的患者，以及双心疾病等不同类型的患者，从而尽可能全面展示医患沟通中的种种复杂情境。这些实例也将揭示医患沟通中常见的难点和挑战，如何妥善应对患者及其家属的焦虑和恐惧情绪，如何在尊重患者自主权的同时做出合理的医疗决策等。通过实例来探讨解决这些问题的方法和技巧，并提供一些实用的建议和指导。希望这些案例能够给正在从医道路上探索前行的同道们一些启示和帮助。

实例一:急性心肌梗死并发三度房室传导阻滞

1. 病例摘要　田某，56 岁，男性，城市居民，工人，因“突发胸闷、晕厥 3 小时”急诊入院。入院后查心电图显示急性下壁 ST 段抬高心肌梗死，三度房室传导阻滞，室性心律 45 次/分；查心肌酶升高；血压 86/40 毫米汞柱（急诊科已经给予升压药应用）。患者诊断：急性下壁 ST 段抬高心肌梗死，三度房室传导阻滞，室性心律。

目前病情危重：意识淡漠、浑身湿冷、手脚冰凉、胸闷气喘。患者随时可能发生心搏骤停或者恶性心律失常，随时有生命危险。

2. 病例特点

(1)急性胸痛：患者以急性胸痛为主要症状入院，这是心肌梗死的典型表现，病情危急。

(2)需要紧急治疗：患者的病情需要立即进行冠状动脉造影和介入治疗，同时还要安装临时起搏器，这显示患者病情的严重性和紧迫性。

(3)尽快获得知情同意：需要争分夺秒与患者家属进行沟通，并快速获得知情同意。

3. 沟通过程与成效　采用三段式沟通方法。

首先,我们要明确告知患者和家属目前的病情和状态。在这个案例中,患者患有急性心肌梗死,这是一种冠状动脉急性闭塞导致的心肌缺血坏死。同时,患者已经合并了心脏神经传导异常,处于病危状态。使用通俗易懂的语言,让患者和家属清楚了解病情严重性和紧迫性。

其次,解释明确诊断的手段。冠状动脉造影是明确诊断急性心肌梗死的有效方法。通过这项检查,医生能够清晰地看到冠状动脉的情况,从而确定病情及后续治疗方案。

最后,详细阐述有效的治疗方法及其风险。当前最有效的治疗方法是开通闭塞的冠状动脉血管,恢复正常的供血。有条件的情况下,应尽快进行PCI;若无条件,则可以进行快速溶栓治疗。同时,患者已经发生了严重的心脏神经系统并发症,需要安装临时起搏器辅助心脏起搏。而且患者血压较低,已经达到休克血压,必须积极抢救。在沟通时要强调,虽然手术存在一定的风险,但介入操作技术成熟,风险可控。

在沟通过程中,医务人员需要展现出真诚、恳切和自信的态度。既要让患者和家属认识到疾病的严重程度和极高风险,强调病情的危急性和需要立即进行治疗的重要性,又要传递出医务人员奋力救治所带来的积极能量和希望。通过有效的沟通,增强患者和家属的信任感,提高治疗依从性,争分夺秒,避免延误。

4. 沟通要点分析

(1)简洁明了:医生使用简洁明了的语言,快速传达患者的病情和治疗方案,确保患者家属能够在最短时间内理解并做出决策。

(2)通俗易懂:医生避免使用过于专业的术语,而是用通俗易懂的语言描述医学状态和治疗手段,确保患者家属能够理解。

(3)告知风险:医生详细解释了治疗方案可能带来的风险,确保患者家属在做出决策时能够充分了解可能面临的情况。

(4)取得信任:医生通过展示专业知识和经验,与患者家属建立了信任关系,这有助于确保患者家属对治疗方案的接受和配合。

5. 启示与建议

(1)紧急情况下的沟通:在紧急情况下,医生需要快速与患者家属进行沟通,确保他们能够在最短时间内了解病情并做出决策。这需要医生具备丰富的临床经验和沟通经验。

(2)长期训练与经验积累:在胸痛中心建设过程中,医生和护理团队需要积累节约时间的方法,包括快速启动导管室、建立静脉通路等。这需要长期的训练和经验积累。

(3)取得家属信任与配合:在紧急情况下取得患者家属的信任至关重要。医生需要用自己的专业知识和经验赢得他们的信任并确保他们对治疗方案的接受和配合。

(4)介入术后的二次沟通同样重要,需要告知家属介入术的结果、后续的治疗方案、可能的并发症以及预后。

总之,在急性心肌梗死的紧急情境下,与患者和家属的沟通显得尤为关键。医务人员应以通俗易懂的方式明确告知病情和治疗方案,同时强调病情的严重性。建立信任关系、展现真诚与自信是增强治疗依从性的重要环节。在沟通过程中,要抓住重点,尽量节约时间,确保患者能迅速了解病情及风险并配合治疗。

实例二:冠心病并发心力衰竭

1. 病例摘要　李某,72 岁,男性,因持续的胸闷、气短问题入院治疗。他 1 年前出现活动后胸闷、胸部压迫感和气短的症状,这些症状在休息后会得到缓解。2 个月前,由于症状加重并伴有双足背轻度水肿,他首次入院接受治疗。经过一系列检查,发现他患有严重的冠心病,并伴有心功能受损。他接受了冠状动脉造影和支架置入术。然而,出院后他的症状并未得到改善,反而加重,使他感到担忧和无助。他认为治疗效果不佳是因为支架放置不当或质量问题。经过体检和心电图、超声心动图等检查,发现他的病情与并非由心脏问题引发,而是由焦虑状态导致。

2. 病例特点　患者表现出明显的抑郁情绪,这可能是由于他突然被告知患有严重的冠心病,以及心功能受损。他对未来的生活充满担忧,感到无助和沮丧。此外,他对疾病的认识不足,对介入治疗的效果期望过高。

3. 沟通过程与成效　在患者第二次入院时,医生注意到他的情绪问题比心脏病症状更突出。通过进一步的问诊,发现患者有抑郁症状。医生详细解释了患者的病情、治疗方法和预后,强调了长期治疗的重要性,并鼓励患者积极参与治疗。医生教会患者如何识别病情加重的迹象、如何调整药物、进行适当的体力活动和定期到医院复诊。同时,告知其症状主要是抑郁的表现，而非心脏病直接导致的。患者认同医生的分析，开始转变态度并积极配合治疗。服用抗抑郁药物2周后，患者的症状完全消失，精神状态明显改观。

4. 沟通要点和分析

(1)对心脏情况的准确把握：医生需要充分了解患者的心脏病情，包括冠状动脉造影和超声心动图等检查结果，以便准确判断患者的病情和治疗效果，从而取得患者的信任。

(2)了解常见的心理生理异常：内科医生需要了解心血管病患者常见的心理问题，如焦虑和抑郁，以便及时识别和处理这些问题，提高治疗效果并减少医疗纠纷。

(3)采用合适的沟通技巧：医生需要表现出对患者的理解和同情，相信患者的主观感受并表示愿意帮助患者解决问题。同时医生需要耐心详细询问患者的病史和治疗过程，进行全面细致的查体，针对患者的疑虑给出令人信服的解释，适当举例说明，使患者对自己的病情有更准确的认识，从而增强治疗信心。

实例三：急性肺动脉栓塞心肺复苏

1. 病例摘要　张某，54岁，男性，农民，因心力衰竭住院。患者既往有心力衰竭病史，近期长时间卧床休息，并且出现腹泻症状。入院后正常诊疗过程中突然出现严重的呼吸困难，并很快出现晕厥，查心电图有右心压力升高的表现，查D–二聚体升高。患者随着呼吸困难加重，明显缺氧表现。后发生心搏、呼吸骤停；马上进行心肺复苏，经临床判定，极有可能是肺动脉栓塞；与家属沟通，顺利进行溶栓治疗，同时持续不断地心肺复苏，经过3个半小时的抢救，患者成功复苏。最终，患者经过治疗与康复好转出院。

2. 病例特点

(1)急性起病：患者短时间内出现严重的呼吸困难、胸痛伴晕厥，这是急性肺栓塞的典型表现。肺栓塞导致的血流阻断，使肺组织缺血、缺氧，从而引发上述症状。

(2)高危因素：患者有心力衰竭病史，近期又存在卧床和腹泻等血栓形成的高危因素。长时间卧床可能导致血液循环减慢，增加下肢深静脉血栓形成的风险；而腹泻可能导致血液浓缩，进一步增加血栓形成的倾向。

(3)病情进展迅速:从患者首次出现症状到晕厥,时间非常短,说明病情进展迅速,血栓可能较大或位于关键部位。

3. 抢救过程与成效

(1)快速诊断:患者入院后,医生根据患者的临床症状、D-二聚体检查和心电图检查,迅速诊断为急性肺动脉栓塞。考虑到患者有心力衰竭病史和近期的血栓形成高危因素,医生高度怀疑肺动脉栓塞的可能性,并立即启动抢救流程。

(2)持续心肺复苏:患者心搏、呼吸骤停,予以紧急CPR,气管插管,呼吸机应用,持续标准有效的心外按压。由医护团队轮流进行,保障不间断有效按压。

(3)溶栓治疗:确诊后,医生给予患者溶栓治疗。通过静脉滴注溶栓药物,迅速溶解血栓,恢复肺组织的血流灌注。由于患者病情较重,医生选择了具有较高溶栓效率的药物,并确保用药剂量准确。由于心肺复苏患者相对禁忌进行溶栓,这需要与患者做充分的沟通,溶栓有加重心肺复苏损伤导致出血的风险。

(4)支持治疗:在溶栓治疗的同时,医生给予患者机械通气、循环支持等治疗措施,确保患者的生命体征稳定。

(5)紧密监测:在抢救过程中,医生紧密监测患者的生命体征、凝血功能、电解质平衡等指标,并根据监测结果及时调整治疗方案。特别是对于有心力衰竭病史的患者,医生加强了对心功能和血流动力学的监测,以确保治疗的安全性和有效性。

(6)患者配合:患者及家属对医生的诊断和治疗方案给予了高度的信任和配合,这使得抢救过程更加顺利。医生与患者及家属进行了充分的沟通,详细解释了病情、治疗方案及预后等情况,帮助他们更好地理解并配合治疗。

4. 沟通要点分析

(1)迅速建立信任:医生与家属进行充分的沟通,详细解释病情、治疗方案及预后等情况,根据患者家属的理解能力适当调整解释方式,迅速建立了信任关系。这有助于患者及家属更好地配合治疗。告知患者最大可能的诊断,以及最有效的治疗措施及其风险。

(2)提供心理支持:面对突如其来的严重病情,患者及家属可能会出现焦虑、恐惧等情绪。一边持续抢救,相关医生一边与家属沟通,通过耐心倾听、解答疑问等方式提供心理支持，帮助他们渡过难关。

(3)充分告知风险：医生详细告知溶栓治疗等抢救措施可能带来的风险，如出血、过敏等，签署知情同意书。这确保了患者的知情权和选择权得到尊重并让他们对治疗有合理的期望。

本肺动脉栓塞实例分析强调了快速诊断、及时治疗和快速医患沟通的重要性。患者有心力衰竭病史及近期的卧床、腹泻等高危因素血栓形成风险。通过紧密监测和及时调整治疗方案，抢救过程得以顺利进行。患者及家属的高度信任和配合也为成功抢救提供了有力保障。此案例凸显了医患沟通、风险告知和患者教育在需要快速决断的情景中所发挥的关键作用。

实例四：年轻高血压患者并发心力衰竭

1. 病例摘要　郝某，男性，35 岁，农村人，经营烟酒小卖部，因“胸闷、气喘 1 年余，双下肢重度水肿 2 月余”入院。既往史：高血压、糖尿病、肥胖症、阵发性睡眠呼吸暂停综合征。体格检查：血压 180/110 毫米汞柱，脉搏 90 次/分，呼吸 20 次/分，双下肢重度水肿。辅助检查：心电图示心肌缺血，超声心动图示心脏功能减退。血糖升高，血脂异常。初步诊断：重度高血压并发心力衰竭；糖尿病；肥胖症；阵发性睡眠呼吸暂停综合征。治疗方案：应用呼吸机治疗睡眠呼吸暂停，严格服用降压药和抗心力衰竭药，改变不良生活习惯（戒酒、减肥等）。

2. 病例特点

(1)年轻患者，仅 35 岁，重度高血压并发心力衰竭。

(2)合并多种疾病：糖尿病、肥胖症、阵发性睡眠呼吸暂停综合征。

(3)病情严重，表现为胸闷、气喘、双下肢重度水肿。

3. 沟通要点

(1)建立信任与同理心：医生与患者初次接触时，以亲切、耐心的态度倾听患者的主诉，表现出对患者的关心和理解。通过询问患者的日常生活、工作情况等，与患者建立情感联系，增强信任感。

(2)解释病情与治疗方案：用通俗易懂的语言向患者解释高血压、心力衰竭等疾病的危害，以及治疗方案的目的和重要性。解释呼吸机治疗睡眠呼吸暂停的重要性，以及严格服用降压药和抗心力衰竭药的必要性。

(3)强调行为改变的重要性：针对患者的肥胖和饮酒问题，医生强调这些行为对疾病发展的影响,并鼓励患者做出改变。

(4)提供心理支持与激励:鼓励患者保持乐观的心态,并提供必要的心理支持。当患者取得一定的治疗成果时,给予适当的奖励和激励。

(5)家属参与与支持:与患者家属进行沟通,让他们了解患者的病情和治疗方案,并鼓励他们积极参与患者的治疗过程。

4. 提高患者依从性的措施

(1)简化治疗方案:尽量减少用药种类和次数,降低患者负担,提高依从性。

(2)设定明确目标与计划:与患者共同设定可量化的治疗目标,如减肥的具体千克数、戒酒的时间表等。并制订详细的执行计划,包括饮食、运动等方面的调整。

(3)定期随访与调整治疗方案:通过电话、微信等方式定期随访患者,了解治疗进展情况,并根据实际情况调整治疗方案。

5. 所达到的治疗效果

(1)睡眠呼吸暂停得到有效控制,提高患者的睡眠质量和生活质量。

(2)血压和心力衰竭症状得到有效控制,降低患者胸闷、气喘和下肢水肿等症状发生的频率和严重程度。

(3)通过减肥和戒酒等行为改变,患者的整体健康状况得到显著改善。

(4)通过提高患者的依从性和参与度,治疗方案得到更好的执行,治疗效果更显著。

(5)家属对患者病情和治疗方案的理解和支持增强,减轻患者的心理压力,有助于治疗效果的提升。

本案例中的年轻高血压患者并发心力衰竭的诊治过程中,医患沟通起到了至关重要的作用。通过建立信任、解释病情、强调治疗方案、提高患者自我认知和鼓励提问等沟通要点,以及采取提高患者依从性的措施,最终达到了理想的治疗效果。这充分说明了在心血管病的诊治过程中,良好的医患沟通对于提高治疗效果和改善患者生活质量的重要性。

实例五:冠心病合并焦虑症——双心疾病

1. 病例摘要　吴某,男性,56 岁,反复胸闷不适 1 年余。1 年多以来,因胸闷在外院进行支架置入术,后支架内再狭窄,而后行冠状动脉旁路移植术，术后仍然胸闷不适，焦躁不安，睡眠障碍，感觉自己“活不成了”。体格检查：血压、脉搏、呼吸均在正常范围。心肺听诊无异常。辅助检查：心电图示心肌缺血，超声心动图示心功能减退。运动平板试验阴性，焦虑量表评分显示重度焦虑。初步诊断：冠心病，冠状动脉支架置入术后，冠状动脉旁路移植术后；焦虑症。治疗方案：药物与认知行为治疗，纠正睡眠障碍，心脏康复。

2. 治疗目标

（1）减轻或消除胸闷不适：通过使用硝酸甘油、β受体阻滞剂等药物扩张冠状动脉，增加心肌血流，同时结合心脏康复方案，包括有氧运动训练和力量训练，以增强心肌耐力和功能。

（2）控制支架内再狭窄和桥血管狭窄：采用抗血小板药物（如阿司匹林、氯吡格雷）防止血栓形成，并使用他汀类药物稳定斑块，减少狭窄进展。控制危险因素，必要时进行定期随访监测、冠状动脉造影复查及重复介入治疗或冠状动脉旁路移植术。

（3）改善焦虑和抑郁情绪：使用抗抑郁药物和抗焦虑药物，如5-羟色胺选择性再摄取抑制剂（SSRI）或苯二氮䓬类药物缓解焦虑和抑郁症状。同时应用认知行为疗法、心理支持、冥想和深呼吸等心理干预措施，帮助患者调整情绪状态。

（4）纠正睡眠障碍：采用镇静催眠药物如苯二氮䓬类药物或非苯二氮䓬类药物改善睡眠质量，并结合睡眠卫生教育和认知行为疗法、中医操作等行为干预措施，调整睡眠习惯。

（5）提高心功能：使用血管紧张素转化酶抑制剂（ACEI）或β受体阻滞剂等药物改善心功能，减轻心肌缺血。同时进行心脏康复训练，包括有氧运动、力量训练和柔韧性训练，以增强心肌收缩力和耐力。

（6）提高患者自我管理能力：提供患者教育和指导，培养合理用药、健康饮食、适度运动、戒烟限酒等方面的知识和技能。提供自我管理工具和资源，以帮助患者更好地管理疾病。

（7）建立长期随访机制：与患者建立长期随访机制，通过电话、邮件或门诊等方式进行定期沟通和评估。根据患者病情和治疗反应调整治疗方案，并提供必要的支持和指导，以确保治疗的持续性和有效性。

3. 沟通要点

（1）确保患者理解病情：患者被诊断为冠心病，且存在支架内再狭窄的情况。在沟通时，要使用简单易懂的语言，结合图表、模型等辅助工具，确保患者对其病情有充分的理解。需要让患者明白，之前的病情给患者带来很大的身体创伤与心理冲击；目前的症状可能有心脏病参与其中，但是，根据检查结果，躯体疾病的参与程度相对较低，主要是心理障碍引起的症状，包括焦虑情绪、睡眠障碍、抑郁等表现。

（2）关注患者的情绪与心理健康：根据量表，患者被诊断为焦虑症。根本原因是经过这几次介入治疗与外科治疗，仍然难以控制病情、缓解症状，给患者带来了巨大的心理压力。医生在与患者沟通时，要特别注意自己的言辞和态度，避免给患者带来额外的心理压力。同时，要主动询问患者的感受，鼓励其表达自己的担忧和困惑，并提供适当的心理支持和建议。给患者做一定的保证，比如告知患者能够很大程度上治愈其疾病，缓解痛苦，鼓励其克服困难，配合治疗，给予患者希望与勇气。

（3）弱化患者的风险观念：一般来说，医生应详细解释患者病情，告知该病的风险与可能的预后。但是，对于该患者来说，要逐步弱化其对该病的风险的认知。因为，其目前的高度焦虑状态形成的原因主要是患者对疾病的认识偏颇以及反复的住院治疗导致的。可以与患者沟通，告知冠心病心肌缺血有一定的风险，经过适当的治疗，大多数患者风险都能得到控制，可以和正常人一样生活、工作，只需要按照医生的交代，服用药物，改变生活方式即可。

（4）确保家属的理解与支持：对于患者家属，医生也要确保其充分了解患者的病情和治疗方案。这不仅可以减轻家属的担忧，还可以为患者提供一个更好的家庭支持环境。对于该患者，需要明确告知其冠心病治疗的方式及其优缺点。告知患者及其家属，患者目前的状态其风险相对还是可控的，其症状主要来源于心理应激。需要家属配合进行康复锻炼，调节患者的焦躁情绪及焦虑心理，改善患者临床症状及睡眠状态，从而逐步恢复社会功能。告知家属的支持对患者的恢复非常重要。希望家属们能够给予患者更多的关心和鼓励，帮助他渡过难关。

（5）制订随访与调整治疗方案的计划：考虑到患者的病情可能会发生变化，医生应与患者共同制订一个随访的计划，以便及时调整治疗方案。例如："我们会每个月进行一次随访，了解你的病情进展和治疗效果。如果你在任何时候感到不适或有其他问题，可以随时与我们联系。"

针对这个双心疾病的案例，医患沟通的重点是确保患者对病情和治疗方案有充分的理解、改变患者对疾病的错误认知、关注患者的情绪与心理健康、确保家属的理解与支持、制订随访与调整治疗方案的计划。通过有效的沟通，综合评估与治疗，患者症状明显改善、睡眠质量大幅度提高、焦虑水平明显下降，最终患者回归社会，恢复其此前的职业。

实例六：临终关怀

1. 病例摘要　程某，是一位 78 岁的老人，长期患有心力衰竭。近日，因病情恶化住院。患者没有直系亲属，社交活动少，大部分时间都是独自度过。患者亲属希望临终时尽量减少患者痛苦。

2. 治疗目标

(1)缓解临床症状，减少痛苦：在入院后的 1 周内，通过调整药物剂量和使用利尿剂，确保患者的呼吸困难和水肿症状得到缓解，患者睡眠能够得以保障，也能够每日少量进食。

(2)提供心理支持，缓解焦虑和孤独感：在患者入院后的 3 d 内，进行初步评估，并开始提供针对性的心理治疗，从而缓解患者对周围环境的陌生，面对自己生命的即将结束带来的焦虑与孤独感。

(3)确保治疗的安全性：终末期患者往往对于药物或者更多的操作与治疗反应较差，有时候不良反应甚至超过其治疗作用。要密切观察，确保患者在使用药物或其他治疗方法时不会出现不良反应或并发症，避免带来医源性伤害与痛苦。

(4)提供舒适的医疗环境：调整病房的温度、光线和噪声水平，确保患者能够得到良好的休息，同时确保在患者的临终时期，其亲属能够陪伴左右。

(5)帮助患者家属做好准备：提供关于临终关怀的相关教育和资源，帮助家属了解并接受患者即将离世的事实。与家属共同制订一个临终关怀计划，包括疼痛管理、症状控制，以及情感和精神支持等方面，通过这一系列的治疗目标，希望能够为临终患者提供全面、细致且富有人文关怀的医疗照顾，确保其生命的最后阶段能够尽可能地舒适和有尊严。同时，我们也期望能够满足家属的合理需求，帮助他们度过这个艰难的时刻。

3. 沟通要点

(1)倾听与理解：在沟通过程中，患者和家属的担忧、期望和信仰都是至关重要的。尤其是家属提出的尽量减少患者痛苦的要求，这是对亲人最后时刻的关怀。对于他们的要求，我们应该展现出理解和尊重，避免任何形式的贬低或忽视。

（2）情感支持：面对疾病，尤其是生命末期的疾病，患者和家属都会经历一系列的情感波动。医疗团队不仅要在医学上进行治疗，还要提供情感上的支持。我们为家属提供咨询服务，帮助他们更好地应对当前的困境。

（3）共同决策：治疗方案的选择不应该仅仅是医疗团队的决定。我们应该邀请患者家属参与决策过程，听取他们的意见和建议。这不仅可以增强他们对治疗的信心和依从性，还可以确保治疗方案更加符合患者的实际需求和期望。

（4）准备离世：对于生命末期的患者，我们还应该与家属沟通关于离世准备的事宜。包括静脉输液管道、监护仪甚至有些气管插管、中心静脉插管等的医疗监测与治疗相关的通道撤除；一些止血、擦洗等料理。还包括如何处理患者的遗物、与亲友告别，以及后续的丧事安排等。尽可能与患者家属充分沟通，确保家属了解在患者离世后可以得到哪些支持和帮助。在这个时刻，我们不仅仅是医务人员，更是陪伴者、倾听者与帮助者。

对于这位老人，我们不仅从医学角度进行治疗，更关注其作为一个“人”的需求和情感。在面对患者的临终时，我们展现了充分的开放与尊重，与家属紧密合作，确保患者的临终需求得到满足。这体现医学专业素养，更是对医学中人文精神的践行。在生命的最后阶段临终关怀的种种措施为患者和家属带来了精神慰藉，使他们能够在最艰难的时刻感受到温暖与力量。这也使我们更加坚信，医学的真正价值不仅在于治病救人，更在于传递关爱与尊重，让临终患者在最后的时光里享有温暖与解脱，能够无痛苦、无伤害、有尊严地走完生命的旅程。

后 记 沟通的力量——预防医疗纠纷的关键所在

本书即将完成之际,笔者的师长,作为参加过多次医疗调解或者出庭的专家,建议笔者从医疗纠纷的预防方面再写一些文字,再次强调有效顺畅医患沟通的价值,呼吁同道们对医患沟通的重视。我们知道,医疗纠纷是一种多输的局面,无论对于医者还是患者。对于医者来说,医疗纠纷会打击他们对于医疗的热爱,乃至动摇他们继续从医的信念。而且,医疗纠纷还不利于社会和谐。

作为医务人员,我们时常会听到医疗管理部门的告诫,即把每一位患者都视作潜在的原告,在诊疗过程中保持高度警惕。这种告诫或许过于谨慎或者说打击面过大。但我们不能忽视其中蕴含的警示意义。正如鲁迅先生所说,“我向来是不惮以最坏的恶意来推测中国人的”,同样地,作为医务人员,我们也是向来不惮以最坏的恶意来推测患者的,事实上大部分患者是通情达理并愿意配合治疗的。这种以“原告心态”对待患者的方式并不是建立健康医患关系的最佳选择,只能是针对某些特殊情景或者特殊人员所采取的防守性策略。笔者以为,我们不能单纯地将所有患者视为潜在的法律风险,而应该更注重在法律、法规的框架内,在充分的知情同意下,谨慎从事诊疗工作。在此过程中,医患沟通在预防医疗纠纷中扮演着举足轻重的作用,以下是详细的论述。

(一)引言

在纷繁的医疗环境中,每一个细节都关乎患者的生命健康,而医疗纠纷的发生往往让医疗机构和患者双方都承受巨大的压力,医疗纠纷是医疗之痛。据统计,超过 60% 的医疗纠纷是由医患之间的沟通问题导致的,这一数字令人震惊。不仅如此,根据北京大学医学部对多家综合医院的医疗投诉分析,有高达 80% 的医疗纠纷与医患沟通不到位有关,而与医疗技术有关的纠纷仅占不到 20% 。这些数据不仅凸显了医疗沟通的重要性,还进一步强调了沟通不畅所带来的严重后果。

因此，我们迫切需要关注医疗沟通的重要性，并寻找有效的方法来改善这一状况。毕竟，医学不仅是技术的产物，更是情感的连接。当医者能够用心去沟通，患者和家属也更能理解和信任医疗行为，从而减少不必要的误解和纠纷。

（二）医疗纠纷的根源分析

医疗纠纷的根源是多方面的，其中涉及医学核心价值、医患沟通，以及医疗体系本身等多个维度。这些因素的相互交织和影响，共同为纠纷的发生提供了土壤。

1. 医学核心价值的迷失是纠纷产生的深层次原因　在现代医疗实践中，医疗机构及医务人员似乎走进了一个“见病不见人”的误区。医疗机构过于追求技术进步和经济效益，而忽视了患者作为一个个体的需求和情感。同样，患者也往往只关注疾病本身，而忽视了医生背后的努力和付出。这种双方对医学人文精神的忽视，使得医患关系变得冷漠和疏离，为纠纷的发生埋下了伏笔。

2. 医患沟通不足是纠纷产生的直接原因　从医生的角度来看，他们面临着巨大的工作压力和时间紧迫的问题，这导致他们没有足够的时间与患者进行深入、全面的沟通。同时，医生与患者之间存在着信息不对称的问题，医生掌握着专业的医学知识，而患者的医疗知识则参差不齐，这种信息的不对等也增加了沟通的难度。从患者的角度来看，他们对医疗服务的期望与现实之间存在一定的落差，这可能导致他们对医生的治疗方案和决策产生怀疑。再加上一些患者可能因为语言障碍、文化背景等原因，难以与医生进行有效的沟通，这进一步加剧了纠纷的风险。

3. 医疗体系的问题也是纠纷产生的重要原因之一　在一些地区，医疗资源的分配并不均衡，这可能导致一些患者难以得到及时、有效的治疗。一些医疗机构的服务效率低下，患者在等待治疗的过程中可能会产生不满和抱怨。此外，一些医疗机构的管理不善也可能导致医疗纠纷的发生，如医疗设备的维护不当、医疗记录的丢失等。

（三）加强医疗沟通的实践与成效

为了应对医疗纠纷频发的现状，许多医疗机构和医务人员已经开始重视并实践加强医疗沟通的策略。这些努力不仅有助于改善医患关系，还为患者提供了更安全、更高效的医疗服务。

有医院实施了“以患者为中心沟通模式”的培训与推广。在此模式下，医生被培训如何以平易近人的语言解释复杂的医疗信息，确保患者能够充分理解治疗方案和潜在风险。除此之外，医院还引入了患者反馈机制，鼓励患者对医生的沟通效果进行评价，从而为医生提供反馈和改进的机会。项目实施后，医院的医疗纠纷率大大下降，患者满意度也有显著提高。

一些医疗机构采用高风险病例术前特约谈话告知的方式，确保患者和家属对手术风险有充分的认识。邀请律师和医务部工作人员参与，确保信息的准确性和权威性。医生和患者家属进行充分沟通，谈话过程全程录音录像，确保信息的全面性和可追溯性。通过这种方式，医院实现了万余例高风险手术的“零纠纷”。

此外，还有些医疗机构利用技术手段加强医患沟通。引入了电子病历系统，允许患者在线查看自己的病历和医生的诊断建议，这大大增强了信息的透明度，减少了因误解导致的纠纷。有些医疗机构还开设了在线咨询平台，方便患者随时向医生提问，得到及时的答复。避免信息沟通不畅，或者信息传递失真导致的误解与纠纷。

这些实践不仅增强了医患之间的信任，为构建和谐的医患关系奠定了坚实的基础。同时，也预防和减少了医疗纠纷的发生，保障患者的权益和医生的职业尊严。

（四）信任在预防医疗纠纷中的价值

信任，在医疗领域具有无可替代的重要性，它是良好医患关系的基石。在缺乏信任的情境下，再尖端、再先进的医疗技术也难以充分发挥其应有的效果。

医患不信任往往源于医患之间沟通的不足或不畅。信任并不是凭空产生的，它基于理解，而理解的前提则是有效的沟通。只有当医务人员能够用平易近人的方式解释那些专业、复杂的医疗信息，确保患者和家属能够对这些信息有全面、深入的理解，信任才得以建立。这包括治疗方案的选择、潜在风险的说明，以及预后的评估等各个方面。只有当患者和家属对这些内容有了充分的认知，他们才能对医疗行为持有正确的期望，进而减少误解和不满。

加强医患沟通是增加患者和家属对医疗机构及医务人员的信任度的有

效途径。当医疗机构投入更多的资源和精力来培训医务人员与患者进行有效沟通,当医务人员抽出更多的时间和耐心来解答患者的疑问,患者和家属则会对医疗机构和医务人员持有更高的信任度。这不仅可以减少误解和不满,更能在很大程度上降低医疗纠纷的风险。

这种基于信任的医患关系,无论对于医疗机构还是患者来说,都是双赢的。医疗机构和医务人员能够在更加和谐、高效的环境中工作,提高工作效率和满意度;而患者则能够在更加安全、有保障的环境中接受治疗,真正实现以患者为中心的医疗服务。

(五)总结

经过深入探讨,我们深刻认识到加强医疗沟通在预防医疗纠纷中的至关重要性。通过改进沟通方式、提升沟通技巧,以及建立有助于顺畅沟通的机制与环境,我们能够显著提高沟通效果,从而有效预防和减少医疗纠纷的发生。此外,我们还应强调医学人文教育的重要性,致力于培养医务人员的同理心和人文关怀能力。这样,我们确保患者在整个医疗过程中感受到充分的关怀与尊重,从而构建起和谐的医患关系,进而避免和预防医疗纠纷的发生。